齋藤孝と考える医師のコミュニケーション力

〔明治大学教授〕
齋藤 孝

メディカルレビュー社

はじめに
現代の日本社会が求める新しい医師の姿

◆コミュニケーションは人間関係のクッション

経済的な豊かさを増し成熟した現代社会は、政治、経済、社会などあらゆる領域で転換期を迎えています。特に、平成の30年間はさまざまなサービスで消費者のニーズが多様化し、より細やかでスピーディーな質の高いサービスが要求されるようになりました。医療の世界でも、患者さんによる医療サービスに対する査定が始まっています。競争はサービスを競い合って内容をよくするメリットもある一方で、過重労働が起こりやすい医療の現場では医療者の疲弊という問題がしばしば指摘されるようになりました。

このように医師を取り巻く環境は厳しくなっている中で、それを和らげるのが人間関係のクッションである「コミュニケーション」です。

コミュニケーションは他者との意思疎通を図って、信頼関係を構築する一助となります。人は他者とコミュニケーションをとる際に、相手の表情や声などの身体表現を直感的に観察し、温かみのある人間なのかどうかを瞬時に判断しています。緊張や防衛本能で表情や声などに硬さが表れると、怖く、冷たく映ってしまい、苦手意識を感じさせてしまいます。

現代のコミュニケーションにおいて好まれる特性は、ソフト（物腰が柔らかい）、軽やかさ、温かみです。

◆平和な時代に求められる医師像はソフトな雰囲気

現代の患者さんは、医師に対してソフトな印象を求めており、威厳のある重い印象を好まない傾向にあります。患者さんに「温かみがある、人間味がある」と感じてもらうことは、信頼感につながります。

医師が患者さんに対して親しみある好印象を持ってもらうには、自分にとって「普通」

と感じる表現型よりも、意識的に感じがよく見える表現型をとることです。診察のときに、おとなしい性格の人が本来の気質のまま、控えめな表情や身体表現で患者さんを迎え入れると、患者さんの目にはそっけなく見えて、よい心証は得られないでしょう。

医療も消費者（患者）へのサービスという側面を持ちますので、「感じのよさ」は医療サービスの質を測る価値基準のひとつと受けとれます。

例えば、アナウンサーは、マスメディアを視聴する幅広い世代に受け入れてもらうため、さわやかな雰囲気を身につけています。同様に、令和の時代の医師にもさわやかな印象が求められています。

医師は医療の質の追求と同時に、コミュニケーションにもプロ意識を拡大して患者さんに応対することが求められる時代になったのです。

◆感じがよく見える身体表現を取り入れよう

患者さんに医師が感じのよい人物であると印象づけるには、個人本来の気質とは切り離して、柔らかい温かみのある雰囲気を表現する技を身につけることです。顔の表情、声、話し方など身体表現の手法を上手に使うことで、感じのよさを自然に表せるようになります。

本書では、代表的な医療場面として診察に焦点を当て、短時間のうちに繰り広げられる患者さんとのコミュニケーションで信頼を獲得するために、「質問力」「伝達力」「雑談力」を取り上げ、それらを磨くためのさまざまな大技・小技を紹介します。これらのコミュニケーション術は、医師―患者関係を良好なものにし、医師の好感度、患者さんの満足度の向上に役立つことを願っています。

もくじ

◎医療監修 中島 伸
（独立行政法人 国立病院機構大阪医療センター 総合診療部部長、脳神経外科医長）

第1章

診察10分間の構成を考えよう

1 診察過程の区分と意味づけを意識する

◆診察の構成をシーンごとに区分

外来で一人の患者さんが診察室に入室してから退室するまで、比較的短時間であることが多いと思います。診察時間を約10分間と仮定し、その構成をコミュニケーションの視点で考えてみましょう。**患者さんの入室から退室まで、診察過程をまとまりごとに区分し、それぞれのシーンにかけた時間を計り、意味づけ**を行ってみます（**図1**）。

パート1は、患者さんが診察室に入室し、診察が始まった**最初の30秒**です。対面直後に患者さんが医師に抱く**第一印象**は、その後のコミュニケーションの流れに影響する重要な要因です。好意的な印象づけをするための時間と意識しておきましょう。

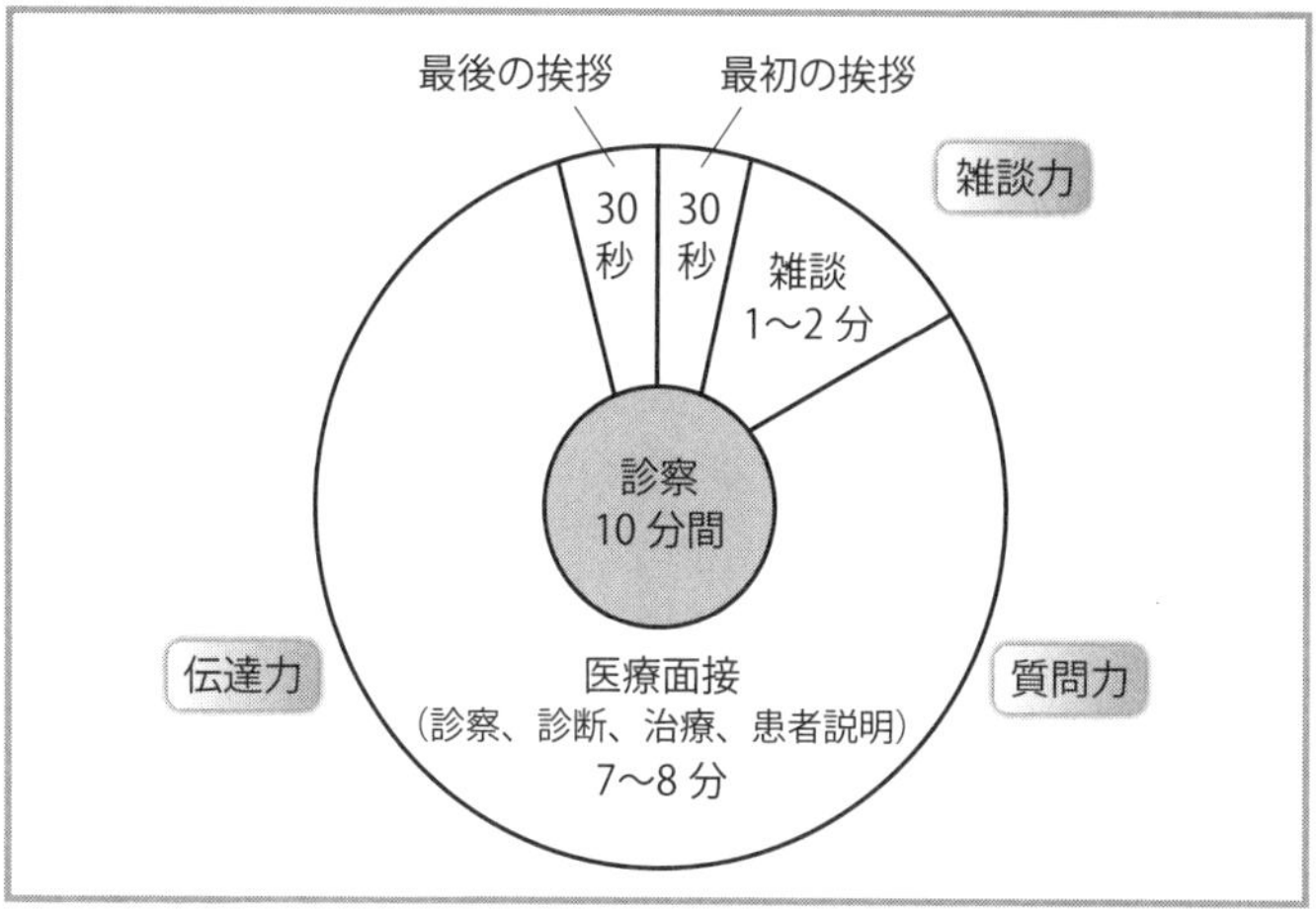
最後の挨拶
最初の挨拶
雑談力
30秒
30秒
雑談 1〜2分
診察 10分間
伝達力
医療面接 (診察、診断、治療、患者説明) 7〜8分
質問力

図1：コミュニケーションの視点からみた診察10分間の時間構成

パート2は、最初の挨拶が終わった後のわずかな時間です。すぐに問診に入るのではなく、患者さんとの**短い雑談**を挟むと、患者さんと打ち解けやすくなり、その後のコミュニケーションが円滑になるでしょう。雑談は、それ自体にあまり意味はないものの、人間関係を温めるための準備運動です。雑談の話題は、例えば「台風で被害はありませんでしたか」のような時候的なことでもよいし、再診の患者さんの場合には趣味やペットなど既知の情報を使うと、医師が患者さんに関心を持っているというメッセージになります。

時間があまりないときは、この雑談タイムを手短にして調整します。雑談タイムを医療面接の後ろに置くのでもかまいません。重要なやり取りを終えた後、リラックスしたやり取りをして人間関係をつくるイメージです。やりやすい雑談スタイルをつくってください。

パート3は、医療面接です。患者さんによっては話がとても長く、医師が知りたいことを十分に聞けなかったという経験はありませんか。診察が終わったときに患者さんについて新しい情報が何も得られなかった場合、その診察のコミュニケーション方法は見直す余地があるかもしれません。

限られた診察時間の中で、診断・治療に必要な情報を入手し、同時に患者さんの満足感・信頼感を獲得するためには、患者さんの話をよく聞く「傾聴タイム」も入れつつ、質問の技法を駆使してコミュニケーションすることです。情報を得たい気持ちが急いて、患者さんの話を無理に遮ってしまうと相手に不全感が残るため、注意しなければなりません。**時間配分を考え、相手の話を上手に切り上げ、質問と回答の往復を多くする**ための工夫が必要です。本書第2章「質問力」で、患者さんとの対話に活用できるテクニックを紹介しています。

身体診察、検査などで得られた情報をもとに、診断や経過について患者さんに説明し、治療方針などについて話し合う場面で重要なのが、情報を伝える力です。医学の知識・語彙は当然医師のほうが多く、専門用語を使って短時間に情報を伝えると患者さんは十分に理解できないことがあります。

専門用語は日常的な用語に置き換え、優先順位をつけて情報を絞り込み、患者さんの理解力・理解度に合わせてシンプルに説明することで情報が伝わりやすくなります。

例えば、検査結果を説明するときに、重要な項目を丸で囲む、下線を引くなど視覚的に強調することも効果的です。治療上のアドバイスをメモに書いて手渡すといった工夫も有用です。本書第3章「伝達力」で、情報を上手に伝えるテクニックを紹介しています。

パート4は診察を締めくくる**最後の挨拶**です。30秒ほどの時間を使って、患者さんへの励ましを含めたキーフレーズを使うと、うまく印象づけながら診察を終えることができ、患者さんの満足度の向上が期待できます。

このように、診察を医師と患者さんが登場する1つの舞台のようにとらえ、その構成をコミュニケーション要素と時間から考えてみましょう。日頃の診察がどのような時間配分になっているのかを確認してみてください。

目安として、**最初の挨拶に30秒、雑談タイムを1～2分に配分し、残りの7～8分で医**

療面接や身体診察、患者さんへの説明を行い、診察を締めくくる最後の挨拶に30秒を配分する構成を試しながら、自分の診察スタイルを確立していきましょう。

2 人の印象は30秒で決まる

◆対面直後の印象づけを大切に

「患者さんの信頼を得る」ことは医療の成否を左右する要素の一つでしょう。そのために重要なのは、診察で患者さんと対面した最初の30秒。人間は対面直後の5〜15秒で相手の雰囲気を敏感に察知し、危険か・安心かを直感的に判断して、相手の印象を決めているからです。

患者さんは診察室に入室した直後、医師に対し、パッと見たときの**表情、身振り、口調などの音声表現など**から「この先生は親しみやすそう」「この先生は気難しそう」と瞬時に判別しているのです。例えば、お笑い芸人は舞台にあがって「どうも〜!」と言った瞬間に自分たちの魅力を最大限に伝えるように、対面の職業では最初の30秒で好印象ができ

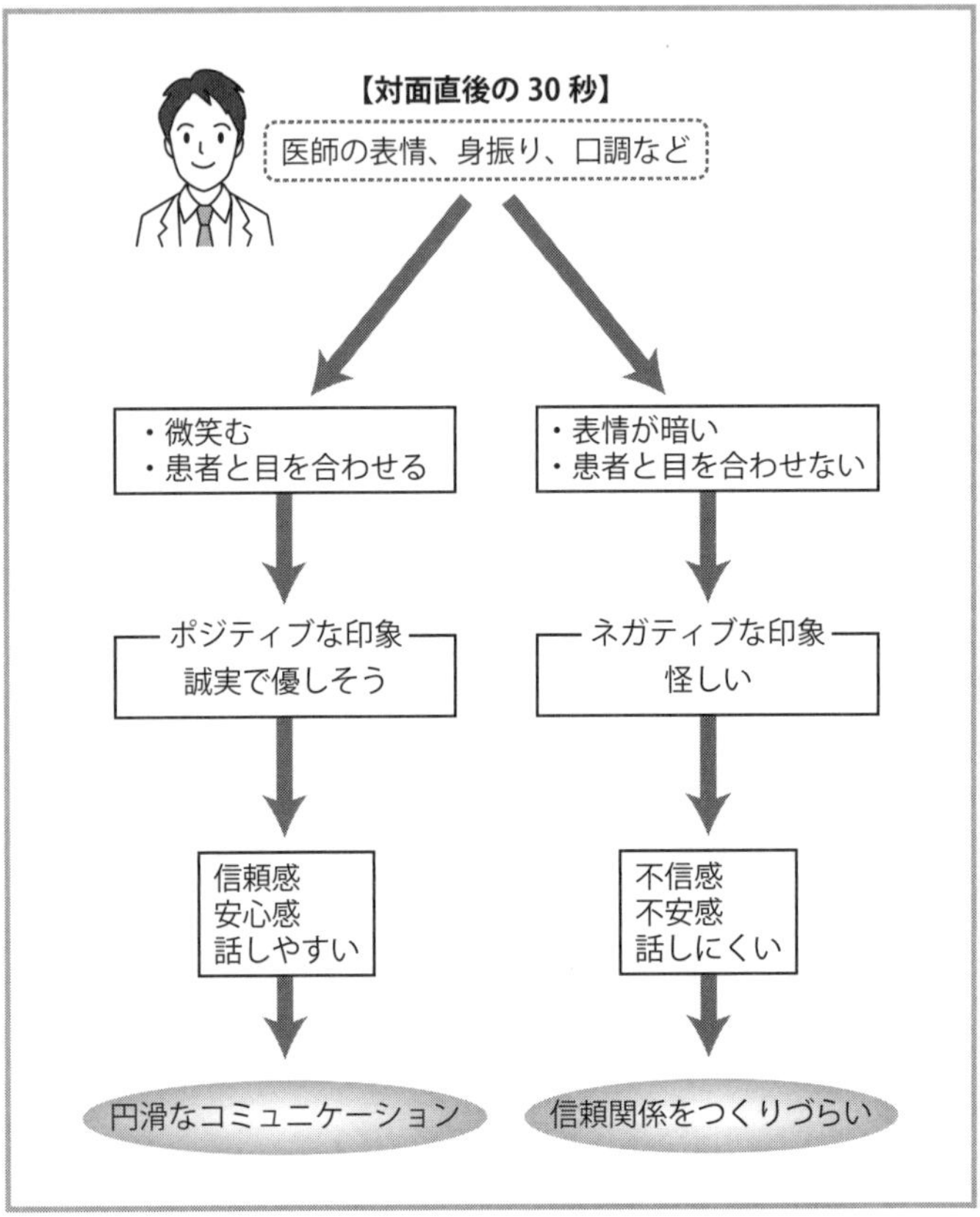
【対面直後の 30 秒】
医師の表情、身振り、口調など
・微笑む
・患者と目を合わせる
・表情が暗い
・患者と目を合わせない
ポジティブな印象
誠実で優しそう
ネガティブな印象
怪しい
信頼感
安心感
話しやすい
不信感
不安感
話しにくい
円滑なコミュニケーション
信頼関係をつくりづらい

図 2：医師の第一印象は対面直後 30 秒で決まる

ているかが大切です（**図2**）。しかし、**「最初の印象30秒が勝負」と思って相手と対面して**いる人は少ないのではないでしょうか。患者さんと対面した直後30秒間の様子を思い返してみましょう。**誠実で優しい印象を相手に与えることを意識し、さらに表情や身体を通してそれを表現**できているでしょうか。

導入の過程でポジティブな印象づけに失敗した場合、患者さんは「怪しげだな」と感じ不信感を抱くため、患者さんとの信頼関係をつくることが難しくなるおそれがあります。そうなると、診断・治療において医師が専門的な技量を発揮したとしても、患者さんが医療の恩恵を最大限に享受できない状況も起こるかもしれません。

コミュニケーションを円滑にするための基本原則は、目を見る、微笑む、うなずく、あいづちを打つ——の4つ。このうち「目を見る」と「微笑む」は対面直後から始まる最初のコミュニケーションです。目を見ることは相手の存在を認めているサイン、軽く微笑むことは相手を受け入れているサインです。患者さんに不安を抱かせないように、また不機嫌に映らないように、優しいまなざしと微笑みで患者さんに接することは、第一印象をよくするための技なのです。出会いがしらの印象づけを重んじることによって、その後のコミュニケーションも円滑に運びます。

3　質問とコメントで対話を発展させる

◆対話ループを繰り返す

対話を成立させる主な要素は質問とコメントであり、この2つを適切な配分でテンポよく繰り返すことで診察中のコミュニケーションの生産性を高めることが可能です。

ポイントは、**聞き上手**になること。そのためには**「質問力」と「コメント力」を高める**ことが重要です（**図3**）。漠然とした質問では、患者さんは返答に窮するかもしれません。生産的な回答を得るためには、**相手が聞いてほしい・答えたい、具体的な質問**をします。

また、相手の話を聞きながら、次に何を質問しようか、どのようにコメントしようかと考えるのも聞き上手になるコツです。

聞き上手にもう一つ必要な能力は、**相手の言葉を拾ってうまく要約する力**です。患者さ

【質問力をアップするコツ】
・相手が聞いてほしいこと、答えたいことを具体的に質問する

【コメント力をアップするコツ】
・次の質問を考えながら話を聞く
・相手の言葉を拾って要約する
・あいづち
・ポジティブ（前向き）、決めつけない、短く語る
・否定的なコメントを控える

図3：質問力とコメント力をアップするコツ

んの話の中から医療上で重要なポイントを押さえて手短にまとめて、次の話に展開させます。**あいづちも一種のコメント力**だと思います。聞き上手はさまざまなあいづちで相手の話に反応するため、対話がダイナミックです。普段使っているあいづちが「そうですね」「なるほど」など5種類以下の場合、バリエーションを増やしてみるとよいでしょう。

◆コメント力を磨く

患者さんから何かを聞いたときは、きちんと聞いた証として、何らかのコメントをするようにします。患者さんの症状がよくなったことに対する喜びの言葉、つらい治療を頑張っている

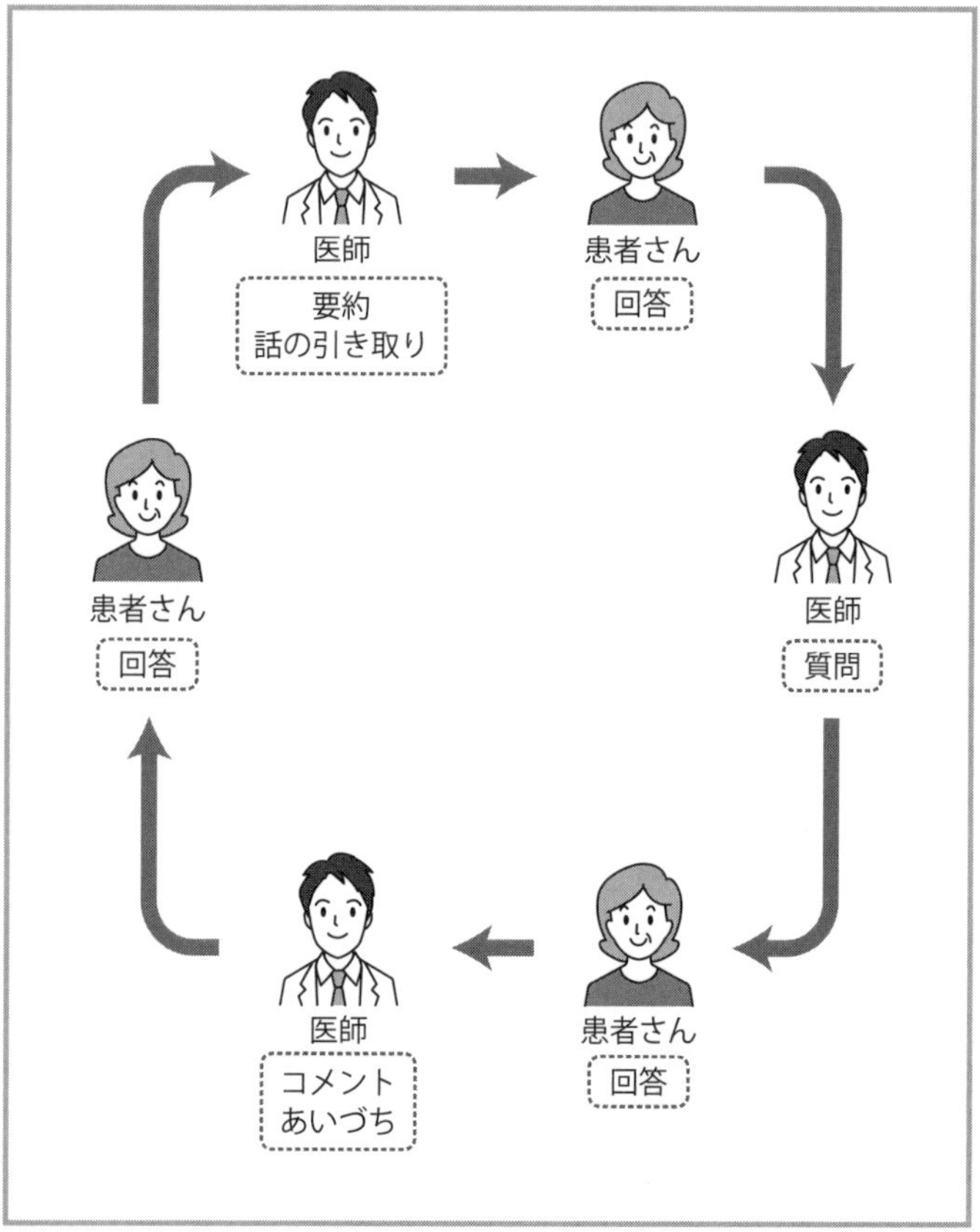

図４：対話ループ

患者さんへの励まし、症状が改善しない場合の慰めなど、**相手の話を聞く**ときは、どんなコメントをするかを考えながら聞くとよいでしょう。いろいろな場面を想定してコメントを用意しておくこともコメント力アップに役立ちます。相手の話に対して簡単なあいづちだけでは、対話が広がりません。コメント力をつけるには、**患者さんに興味を持つ**ことが大切です。コメントするときの留意点は、**ポジティブ（前向き）、決めつけない、そして短く語る**ことです。医療上で重大な場合を除き、否定的なコメントは控えましょう。否定的な表現は対話の発展に支障を与えるからです。

対話を上手に展開させるには、相手の話を遮ることなく、上手なコメントを使って話を引き取り（本書第2章6節の「寄り添いつつずらす」テクニックを参照）、次の質問に移り、テンポよく会話を進めるようにしましょう（**図4**）。

4 情報やメッセージを伝達する

◆受け手の理解度を推し量る

患者さんに医療情報を伝えるときは、相手の知識や理解力に合わせて**情報の量と難易度を調整し**、**専門用語の羅列を避け**、**わかりやすい表現を用いる**ことが重要です（**図5**）。難しい医学用語は、平易な言葉を使って言い換えると理解しやすくなります。難解な内容でも日常的な事象に例えるとイメージがわきやすく、患者さんの理解と記憶につながります。

診察では絞り込んだ情報を提供しながら、その都度、患者さんの理解度を把握して、話を進めていく必要があります。理解度を推し量る方法は、ある事柄についてひと通り話した後に「**例えば**、何がありますか？」や「**例えば**、どのように取り組みますか？」のよう

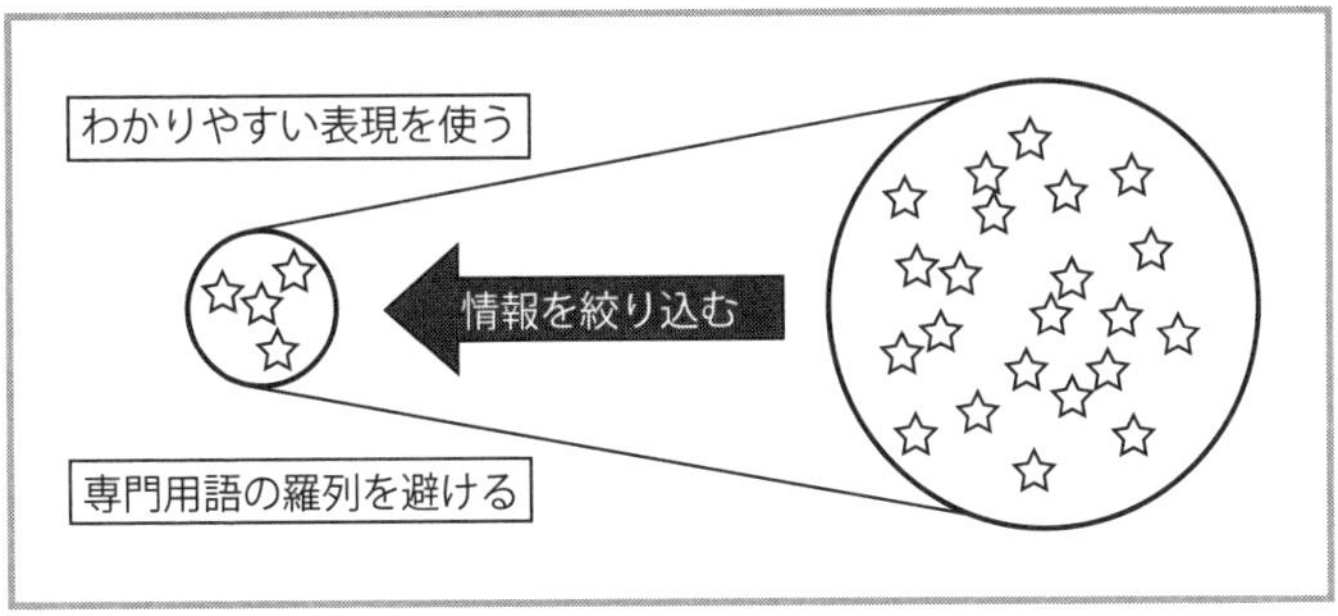

図5：情報伝達のコツ

な質問をして、患者さんが答えられるかどうかを確かめることです。

「**例えば？**」と質問して、すぐに返答がない、具体的な回答が返ってこない患者さんは、医師の話をよく理解していなかった可能性が考えられます。この状態は、患者さんが医師の説明を自分の身に引きつけて聞いていないときにも起こります。

ただし、白紙に近い状況でゼロから考えさせるような質問は適切ではありません。患者さんの回答、提案を導く質問の投げかけ方を考えましょう。

◆情報を絞り込み平易な表現を使おう

患者さんの理解度を高めるもう一つの方法は、理解してほしい重要なポイントを患者さんに復唱してもらうことです。例えば、生活習慣の指導の場合、重要な項目を選び、キーワードや標語のような単語を紙に書き、患者さんに渡して復唱してもらいます。**声に出して**言うと記憶に残りやすく、意識づけ、動機づけにも役立つという効果も期待できます。

また、情報を効率よく伝達するための技として、テレビＣＭで使われるメッセージの「繰り返し」効果も活用できると思います。患者さんに伝えたい**キーワードや語句を診察の最初、中間、最後と3回繰り返す**と、それが短くてもメッセージ性が高まり、相手に印象づけることができます。膨大で専門性の高い情報でも、伝え方を工夫することで、患者さんにわかりやすく話を伝えることができます。

5 雑談は人間らしい温かさを伝える

◆手短な雑談は人間関係の潤滑油

診察における対人コミュニケーションの主な目的は、医学的な情報の入手・提供にあります。その目的に直接役立つわけではありませんが、人間関係を温める潤滑油のような働きがあり、診察で取り入れてほしい技のひとつが「雑談」です。**最初からすぐに問診に入らず、患者さんの気持ちをほぐすための準備運動として、30秒の雑談的な対話**の時間をつくるとよいでしょう。

雑談の話題は、**天候**のような一般的なこと、何度も診察している患者さんの場合には**過去の診察で聞いた趣味、食生活、家族、仕事の情報**も活用できます。

雑談的な対話ができる医師には人間らしい温かさが感じられ、医師—患者の関係性にお

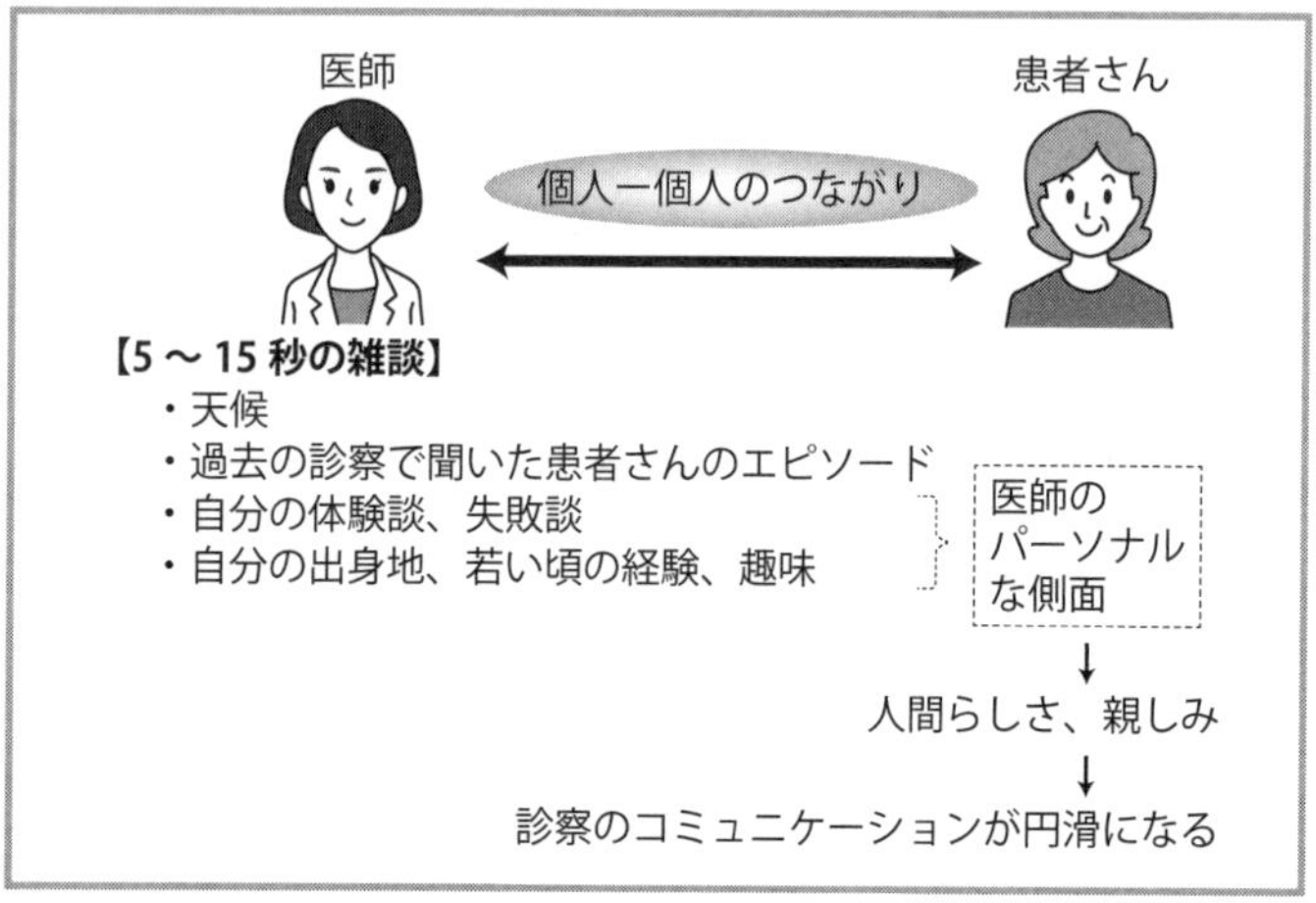

図6：雑談の効用

いて、個人―個人のつながりを加える効果もあります（**図6**）。

◆医師のパーソナルな側面を患者さんに示そう

対話の流れに応じて、自身の出身地の話や若い頃に経験したこと、趣味、最近熱中していることなどを手短に話すと、**医師のパーソナルな側面**が見えるようになり、**患者さんは医師に親しみを感じて、診察のコミュニケーションを進めやすくなります。**

逆に、何回も診察しているのに自分のことを何も語らない医師には、患者さんは「顔が見えてこない」「人間味がない」というイメージを抱き、信頼関係が構築されにくくなることがあります。

医師―患者関係は医療の知識や技術の点から非対称の関係にあり、その関係性が円滑なコミュニケーションを妨げる要因になることもあります。

一対一の関係性をつくるには、相手に個人的な関心を示すことがポイントです。雑談を盛り上げることも相手に寄り添うことなのです。円満な関係性を構築するために、雑談は一助になると思います。

6 締めくくりはポジティブな印象で

◆最後の挨拶に一工夫して、去り際に印象づけよう

診察の最初と最後の挨拶は、人としての付き合いを形成するための社交的なコミュニケーションという役割にとどまらず、患者さんの医師に対する印象にも少なからず影響を与えます。特に10分間の診察を仕上げる**最後の挨拶は工夫する**ことが大切です。

コミュニケーションが苦手な人でも、患者さんが退室されるときの挨拶がうまくいくと去り際の印象がよくなり、診察を上手に終えることができるでしょう。最後の印象づけがよいと、次回以降のコミュニケーションにも好ましい影響を期待できます。

最後の挨拶は「次の診察まで、お元気でお過ごしください」のような一般的なフレーズでも構いませんが、報道番組キャスターが番組の終わりで挨拶するときのセリフのように、

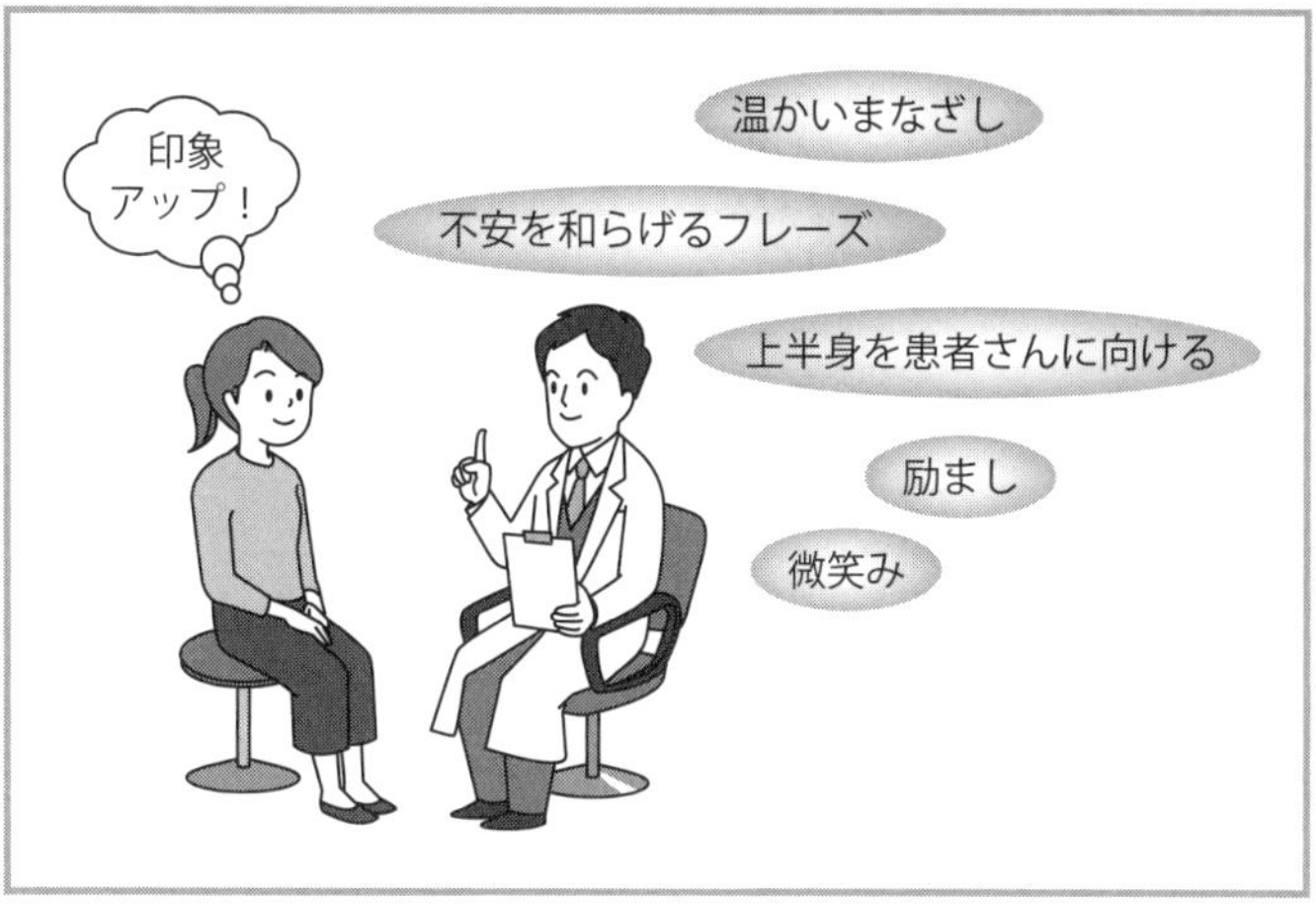
印象
アップ！
温かいまなざし
不安を和らげるフレーズ
上半身を患者さんに向ける
励まし
微笑み

図7：締めくくりはポジティブな印象で

できれば**自分らしい表現を見つける**とよいと思います。自分の健康観を取り入れたフレーズ、あるいは循環器疾患や糖尿病のような専門性を生かした挨拶も考えられます。

患者さんの症状や状態はさまざまであるため、いくつか挨拶のパターンを用意しておくことをお勧めします。

最後の挨拶で重要なポイントは、**患者さんの心理的状態を配慮し、励ましや、不安を和らげるフレーズを考え、ポジティブな余韻を**もたせることです。また、挨拶の言葉だけでなく、そのときの身体表現として、胸を向けるようなイメージで**上半身を立ち去る患者さんに向け、微笑みと温かいまなざしで見送る**ようにしましょう（**図7**）。

第２章

医師の「質問力」

情報を得るコミュニケーション術

1 対話は質問とコメントで発展する

◆相手が聞いてほしい、答えたい質問をする

対話の質を向上するためには、聞き上手になることです。聞き上手になるには、相手の話をよく聞くことに加え、**質問力**と**コメント力**が求められます。この2つをうまく組み合わせてテンポよく繰り返せば、診察中の患者さんとの対話が充実し、時間を効果的に使えるようになります。**質問のコツは、的確で、相手が聞いてほしい、答えたい質問をすること**。型どおりで意味の薄い質問をしても生産的な回答を得られず、対話が発展しません。そうなると、限られた時間内で知りたい情報、新しい情報を引き出せなくなります。質問を通じて相手に何か気づきを与えたか、という視点も大切です。聞き上手は相手の言葉を拾って、うまく要約する力を持っています。患者さんの回答に、核心に関係しない話が含

【肯定・同意・共感】
はい、ええ、そうですね、なるほど、その通りです、私もそう思います、同感です、わかります、まったくです、もっともです、おっしゃる通りです、やはり、まさに、すばらしい、素敵です、最高です、本当です、成功です、成長しています、伸びています、順調です、よいタイミングです、よい傾向です、よい兆しです、嬉しいですね、いいですね、よかったですね、大変でしたね、それは～でしたね、承知しました

【話を展開する】
それで、といいますと、教えてください、なぜそうなったのですか、原因は、そのあとどうなりましたか、続きは、いつからですか、～ということですね、いよいよ、ゆくゆくは

【疑問・驚嘆】
なぜですか、疑問です、不思議です、本当ですか、そうですか、そんなに、驚きましたね、すごいですね、おっ、ほお、まさか

【否定・反対】
いいえ、違います、とはいえ、そうはいっても、しかしながら、残念ですが、そうではありません、そのようなことはなく、違和感があります、困ったことに、悩ましいのですが、うーん、むしろ、かえって、逆に、反対から見ると、難しいです、よくわかりませんが

図8：あいづちの種類をセルフチェックしよう

まれる場合は、診療に関係する重要なポイントを押さえて手短かにまとめて「なるほど、〇〇ということですね」と整理すると、患者さん、医師双方の理解に役立ちます。

◆あいづちの種類を増やす

聞き上手な人に多くみられる特徴として、**あいづちの種類の豊富さ**が挙げられます。あいづちの種類が少なく「なるほど」を繰り返すような一本調子になると、ダイナミックな対話になりません。あいづちの種類が5つほどしかない

人は、どちらかというとあいづち下手といえるでしょう。一度、自分が診察で使っているあいづちの種類をセルフチェック(**図8**)して、種類が少ない方はあいづちのバリエーションを増やす練習をしてみましょう。対話で重要な要素は「質問」と「コメント」と述べましたが、**あいづちも一種のコメント**といえるでしょう。

◆コメントで対話を発展させる

患者さんが病状の経過を一通り話したときに、医師はそれに対して医学的所見に加え、内容によっては何かしらコメントを求められる場面もあるかもしれません。

コメントは感想を言うのとは異なり、ある事柄について自分の認識や見解、判断を明確に述べることです。それは症状が改善したときの喜びの言葉、運動療法を継続している患者さんへの褒め言葉、つらい治療を頑張っている患者さんへの励まし、症状が続いているときの慰め、共感など、さまざまですが、いろいろな返答を想定して普段から状況に応じたコメントを用意しておくこともコメント力をアップさせる方法として有効です。

相手の話に対して無言、あるいは「ああ」「なるほど」と簡単なあいづちで終わってし

- ✓ ポジティブ（前向き）
- ✓ 決めつけない
- ✓ 短く語る
- ✓ 否定的な語句を避ける

図9：コメント時の留意点

まうと、結果として対話のやりとりが貧弱になります。コメントが自然に出てくるようにするには、患者さんに興味を持つこと、目のつけ所のよさが大切です。これまでの診察で得られたその患者さんの情報もコメントを広げるのに役立つかもしれません。コメントは「あなたに関心を持っていますよ」という印象づけにもつながります。

コメントするときに留意していただきたいポイント（**図9**）は、**ポジティブ（前向き）、決めつけないこと、短く語ること**。また、患者さんの話をアクティブリスニング、いわゆる傾聴しているときに、「とはいえ…」や「そうはいっても…」のような**否定的な語句の入ったコメントは避けましょう**。私が学生を対象に行った実験で、このような否定的な語句の表現をすべて排除しても会話は成立することがわかっています。否定的なコメントをすると、相手が消極的になる、あるいは機嫌を損ねてしまい、その後の話が続かなくなる可能性があ

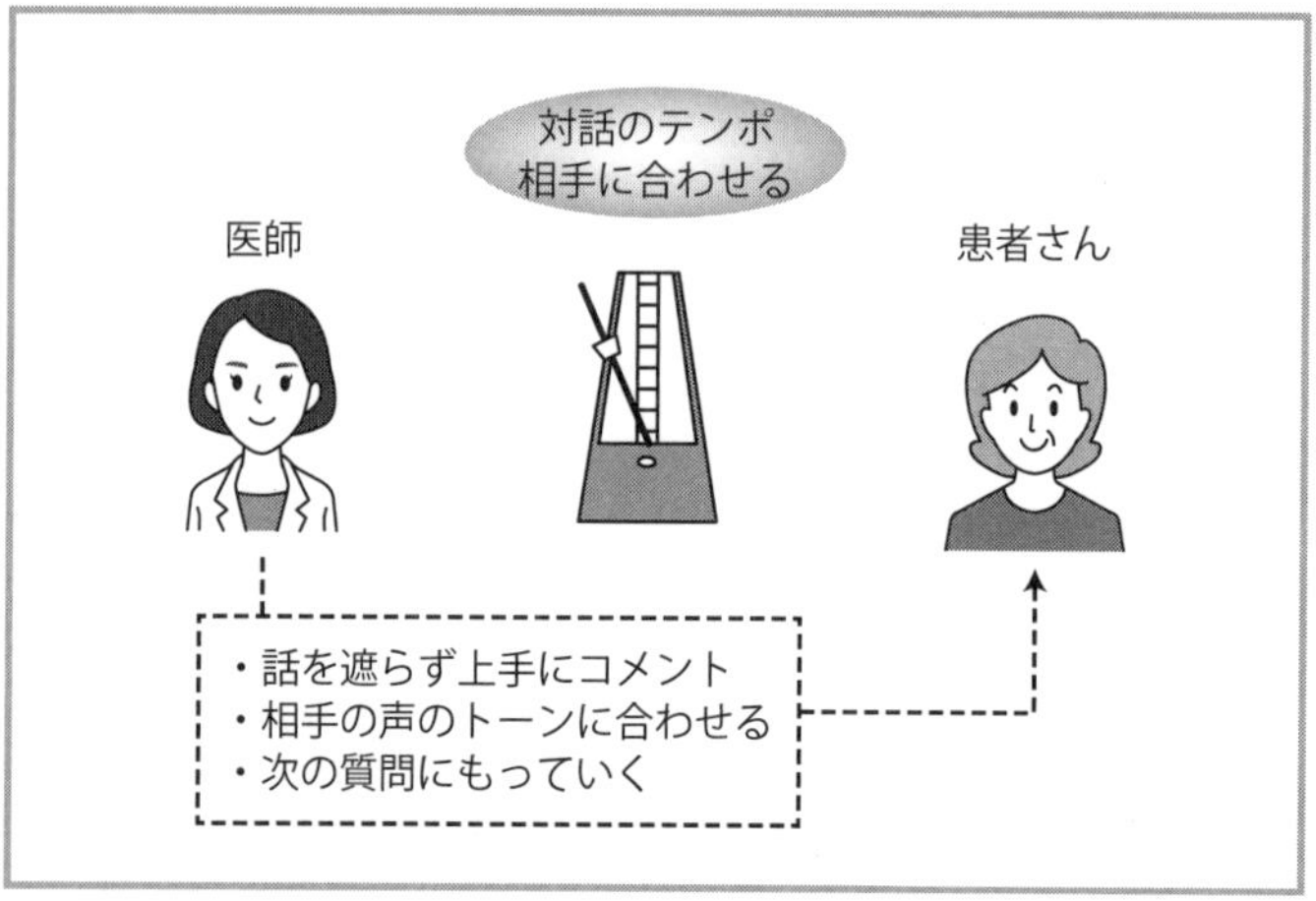
対話のテンポ
相手に合わせる
医師
患者さん
・話を遮らず上手にコメント
・相手の声のトーンに合わせる
・次の質問にもっていく

図10：対話のテンポを上手にリード

ります。診療にどうしても必要な場合を除き、否定的なコメントは控える意識づけも大切です。

◆対話のテンポをうまくリード

対話では患者さんの話し方のテンポにも気を配りましょう。相手に合わせるのが基本ですが、患者さんの話し方がゆっくりでテンポが遅い場合、時間がかかりすぎることもありますから、後述する「寄り添いつつずらす」テクニック（本書第2章6節）を使い、相手の話を遮ることなく、上手なコメントを使って話を引き取り、次の質問にもっていきます。

工夫すれば、テンポを上げてリズミカルに

対話を進められるでしょう。そのときに相手の声のトーンに合わせると、いっそうリードしやすくなります（**図10**）。

コメント力を意識して対話のテクニックを磨くことで上手な対話に近づきます。質問して、相手の話を聞きながら、あいづちを打ち、その内容を汲み取り、コメントします。患者さんの理解度を確認しながら次の質問を考えることができるようになれば、コミュニケーション上手といえるでしょう。

Message

- コメント力、要約力を意識して対話の生産性を高める
- あいづちを増やし、断定的・否定的なコメントは避ける
- 上手に話を引き取り、テンポよくリズミカルに対話する

2 患者さんが聞いてほしいことを質問する

◆患者さんに関連するエピソードを質問に絡めよう

対話の質を高めるには、構成する質問とコメント力を磨く必要があることを前節でお話ししました。質問の仕方によって返ってくる答えの質と量は異なります。時間内に知りたいことを確実に聞き出す、隠れた症状を発見するきっかけとなるような付加的な情報を得るためには、どのような質問をすれば効果的なのでしょうか。そのポイントをいくつか紹介しましょう。

第一に、患者さんの立場になって、**相手が答えたい質問**をすることです。そういう観点で自分が出した質問の良し悪しを評価する目安は、**返ってきた答えの内容が生産的であるかどうか、患者さんが積極的に答えているのか、質問によって相手に気づきがあったかど**

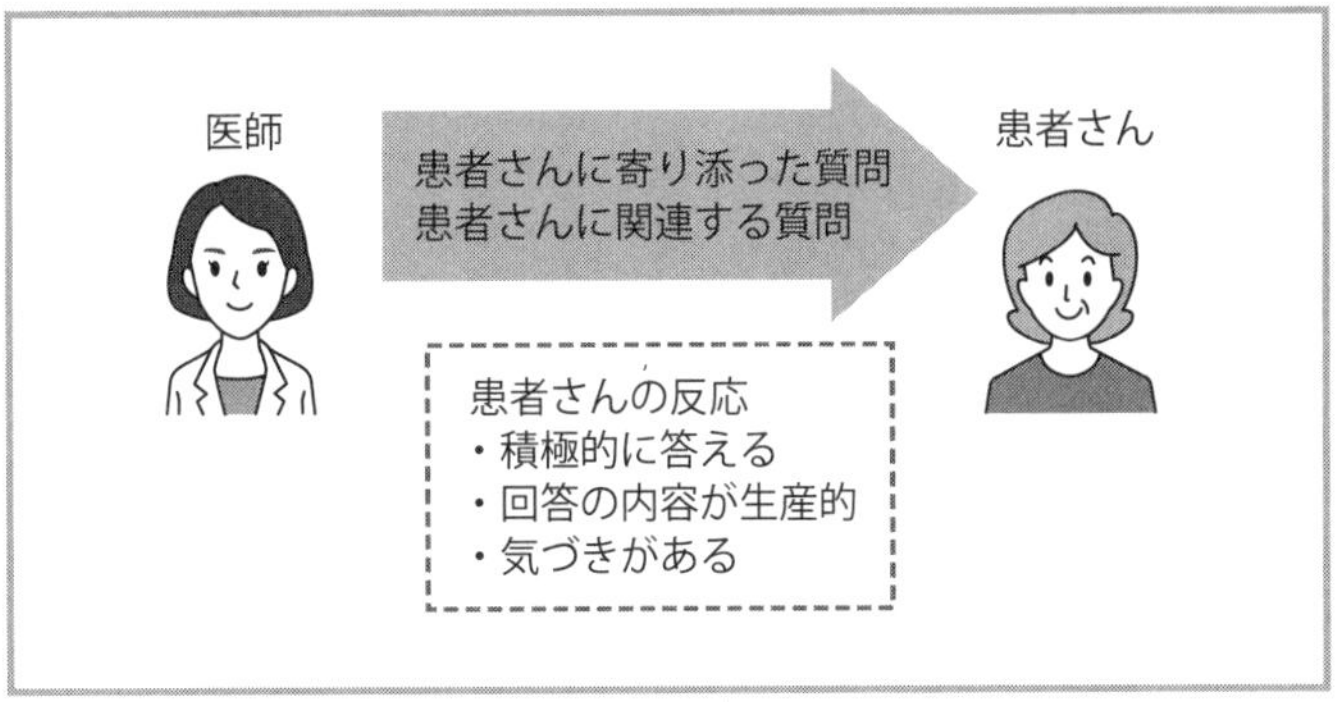
医師
患者さんに寄り添った質問
患者さんに関連する質問
患者さん
患者さんの反応
・積極的に答える
・回答の内容が生産的
・気づきがある

図 11：質問の良し悪しは患者さんの回答で評価

うかです（**図11**）。

例えば、通院されていて症状が安定している患者さんに、いつも型通りの質問をしても、ほとんど意味のないやりとりになります。毎回「運動していますか」と質問し「はい、まあまあやっています」という患者さんの答えに「そうですか、できるだけ続けるように心がけてくださいね」といったパターン化した対話は、生産的とはいえません。適切な運動は健康によいから患者さんに勧めているわけですが、それがパターン化した質問やコメントになっていないか振り返る必要があります。

毎回同じ質問を繰り返す印象を患者さんに与えてしまうと、医師に誠実さを感じられない、自分を個人として一対一で見ていないのではないかという不信感を招くおそれがあります。

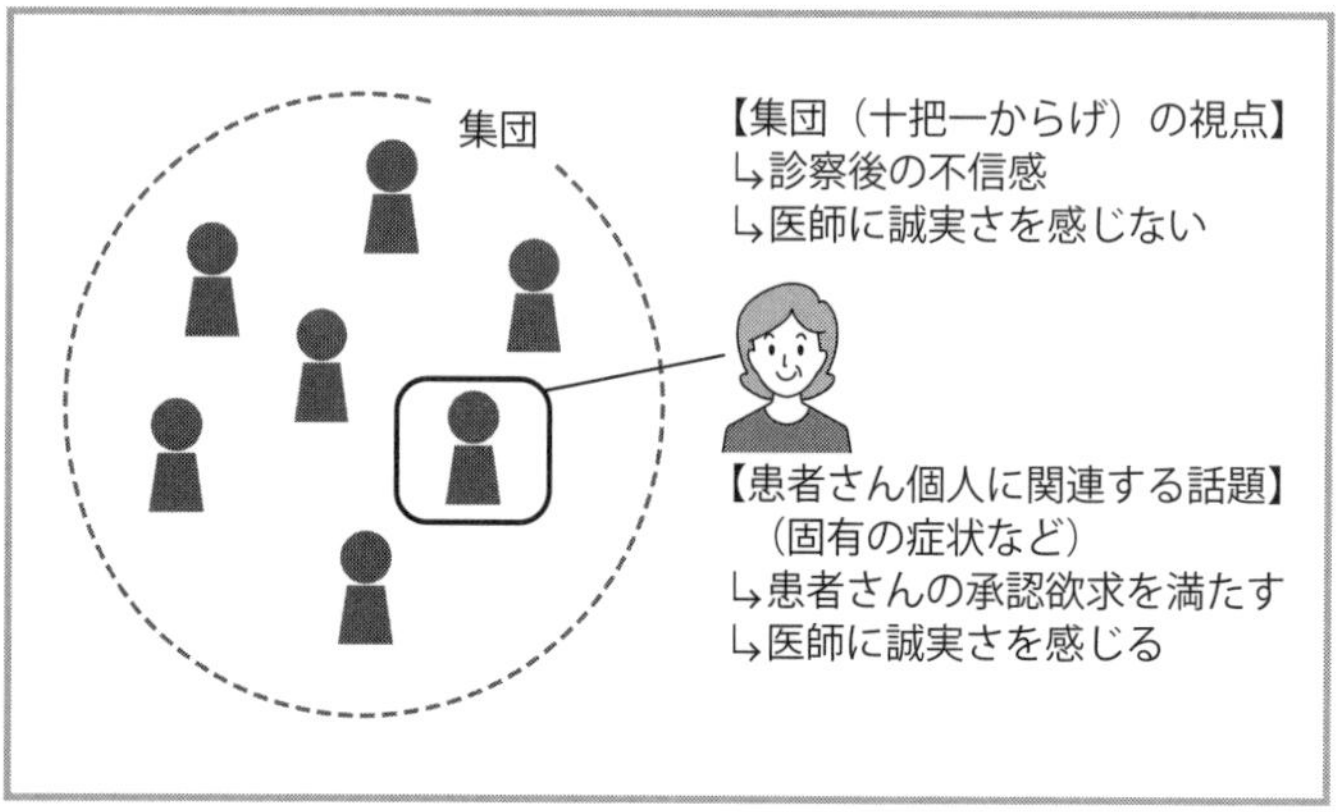
集団
【集団（十把一からげ）の視点】
↳診察後の不信感
↳医師に誠実さを感じない
【患者さん個人に関連する話題】
（固有の症状など）
↳患者さんの承認欲求を満たす
↳医師に誠実さを感じる

図 12：個人に関連する質問を投げかけよう

　では、個々の患者さんに寄り添った、聞いてほしい質問とはどのようなものでしょうか。もし固有の症状がある患者さんを診察している場合なら、例えば「最近、咳の症状はいかがですか」「腰の痛みはどうですか」のように、**その患者さんに関連する質問を選ぶ**ことが重要です。これらは一般的な質問ではないため、患者さんは医師が自分のことを覚えている、関心を持って診察していると感じます。運動について質問するにしても「運動していますか」ではなく、「前回の受診で、ヨガを始めたとおっしゃっていましたが、続いていますか」「便秘で困っていると話されていましたが、その後お通じの調子はいかがですか」のように具体性のある質問をするのがよいでしょう。

　例えば、学校の教師と生徒という間柄だったら、生徒に「最近、部活はどう？」ではなく「先週、試合があるって話していたけど、結果はどうだった？」と聞くと、生徒は先生から個人として認められているという**承認欲求**が満たされます。同様に診察においても、集団に向けた十把一からげの視点ではなく、個々の患者さんの**個人的なエピソードを絡ませながら質問することが秘訣**です（**図12**）。

◆あたりをつけた質問を考えよう

投薬治療の結果を患者さんから聞き出したい。そういう場合も漠然とした聞き方ではなく、あたりをつけた質問をすると、知りたい情報をうまく引き出すことができます。

例えば「（薬を飲み始めてから）全般的に体調はどうですか」と聞くよりも「目覚めはどうですか」のような聞き方です。「倦怠感はよくなりましたか」よりも、（通勤している方でしたら）「通勤中の疲労度はどうですか」、あるいは対人関係で「人に会うのが面倒になったことはありますか」「細かい作業に集中できないということはありませんか」というように**日常生活の場を想定**し、患者さんの病気の経過や治療を踏まえて、**あたりをつけた質問**を投げかけると、患者さんも答えやすく、治療内容の変更などに役立つ情報を得や

病気の経過や治療を踏まえて

あたりをつけた質問を投げかける

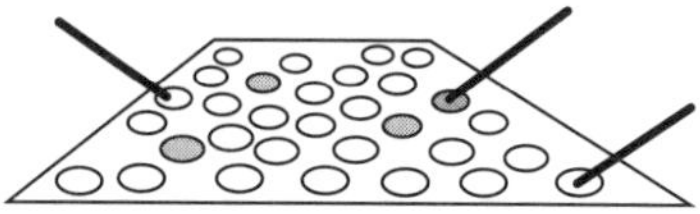

例）薬物治療の結果を聞き出したい

○ 臨床効果や副作用に着目した質問
× 漠然とした質問

「全般的に体調はどうですか」
→「目覚めはよくなりましたか」

「倦怠感はよくなりましたか」
→「通勤中に疲れにくくなりましたか」

「対人関係の問題はありませんか」
→「人に会うのが面倒になったことはありますか」

↓

治療の評価、副作用の確認、薬剤の変更などに
役立つ情報を得やすくなる

図 13：聞き出したい内容に沿った質問を考えよう

すくなると思います（**図13**）。

Message

●個人に寄り添った質問を考える
●相手に固有な話題と質問で患者さんの承認欲求を満たす
●得たい回答を想定し、あたりをつけた質問を投げかける

質問力

3 患者さんの関心事を繰り返しつつ具体性に引き込む

◆相手の関心に寄り添った具体的な質問をしよう

患者さんが口下手や遠慮がちな人であると、質問しても答えがあいまい、的外れであるという経験はありませんか。日本人は欧米人に比べ主張することが少ない傾向にあるため、日本人の文化的な特性に合った質問の仕方を考えましょう。そのためには患者さんが答えやすくなるように、手助けをしてあげることが必要です。

まず、患者さんの関心に寄り添って「**例えば**、○○はどうですか」といった具体性のある質問をすると、答えをうまく導くことができます（**図14**）。患者さんが最も気にしているのが左膝の痛みとした場合、全身的な健康状態ではなく、今取り除きたい膝の痛みに話の焦点を当てて「例えば、朝起きたときの痛みはどうですか」「階段の上り下りはできま

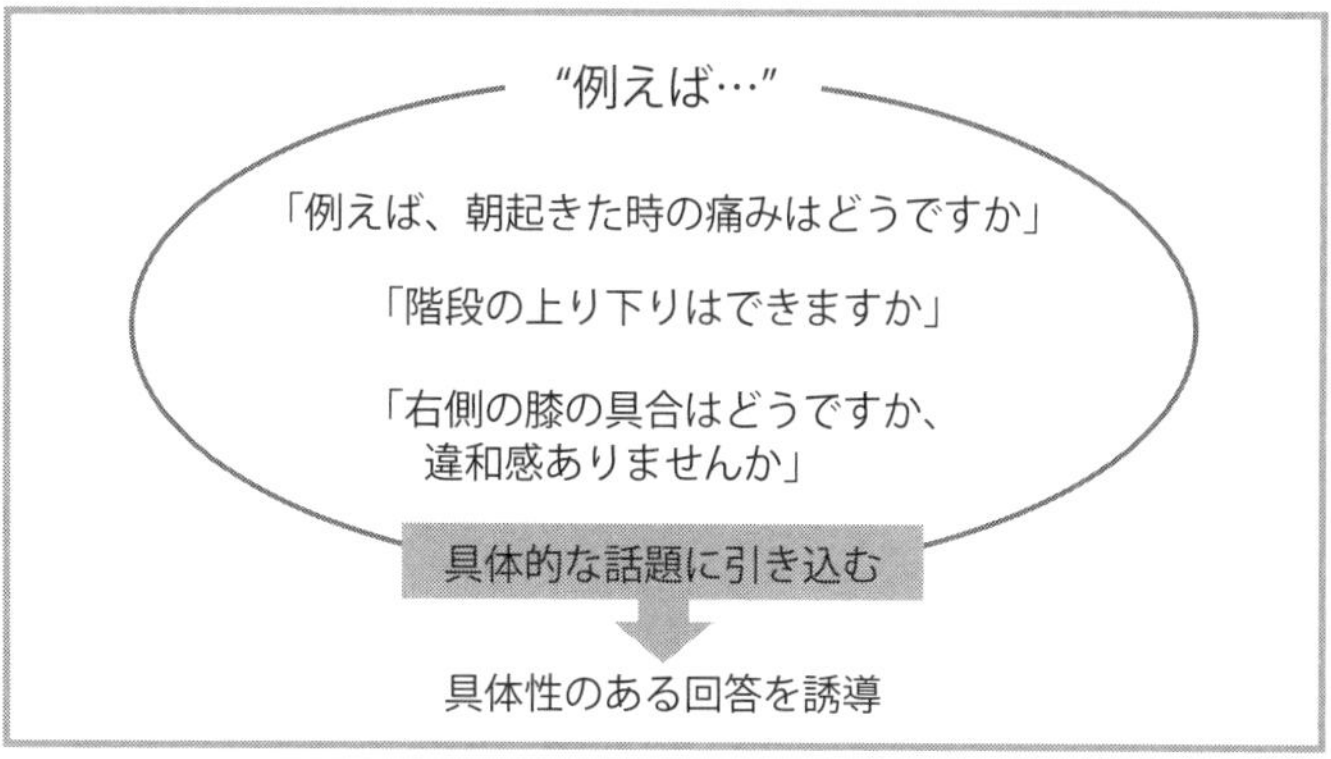

図 14：対話を活性化するフレーズ「例えば」を使いこなす

すか」「右側の膝の具合はどうですか、違和感はありませんか」というように、患者さんの身体感覚を共有するような意識で、具体性のある質問を考えましょう。

相手の関心に寄り添うことが対話を活性化させるポイントです。

もし患者さんが強いストレスを訴えている場合、ストレスにもいろいろな種類がありますから、カルテにかかれている職業から「例えば、職場の人間関係はどうですか」といった、あたりをつけた質問も新たな情報を得るのに有効かもしれません。

「例えば、〇〇はどうですか」という質問は、いわば魚釣りの釣り針のようなもの。フックで周辺を引っ張ってくる感じで、患者さんの感覚世界、関心事に近づいていくのです。

◆答えが思い当たる質問を設定しよう

副作用についても、患者さんが言い出しにくい、あるいは副作用だと気づいていないことを考慮して、「例えば、○○はどうですか」という質問の仕方が有効でしょう。「服用中に気になることはありますか」という漠然とした質問ではなく、服用中の薬で頻度の高い副作用をいくつか並べて「めまいはありませんか」「日中に眠気はありませんか」「胃もたれ、吐き気はありませんか」のように具体的に聞くと、患者さんが「あ！ 胃もたれはあります」と気づくことができ、上手に答えを引き出しやすくなります。

◆比較を意識した質問で回答を導こう

患者さんが服用している薬の治療効果や副作用を評価するときも、知りたい情報を得られるかどうかは、質問の仕方次第です。

もし関節痛で鎮痛薬の効果がよくわからないと話す患者さんがいた場合「（薬を飲み始めてから）**どちらかといえば**、早朝時と夕方で痛みは変わりましたか」と質問すると「そ

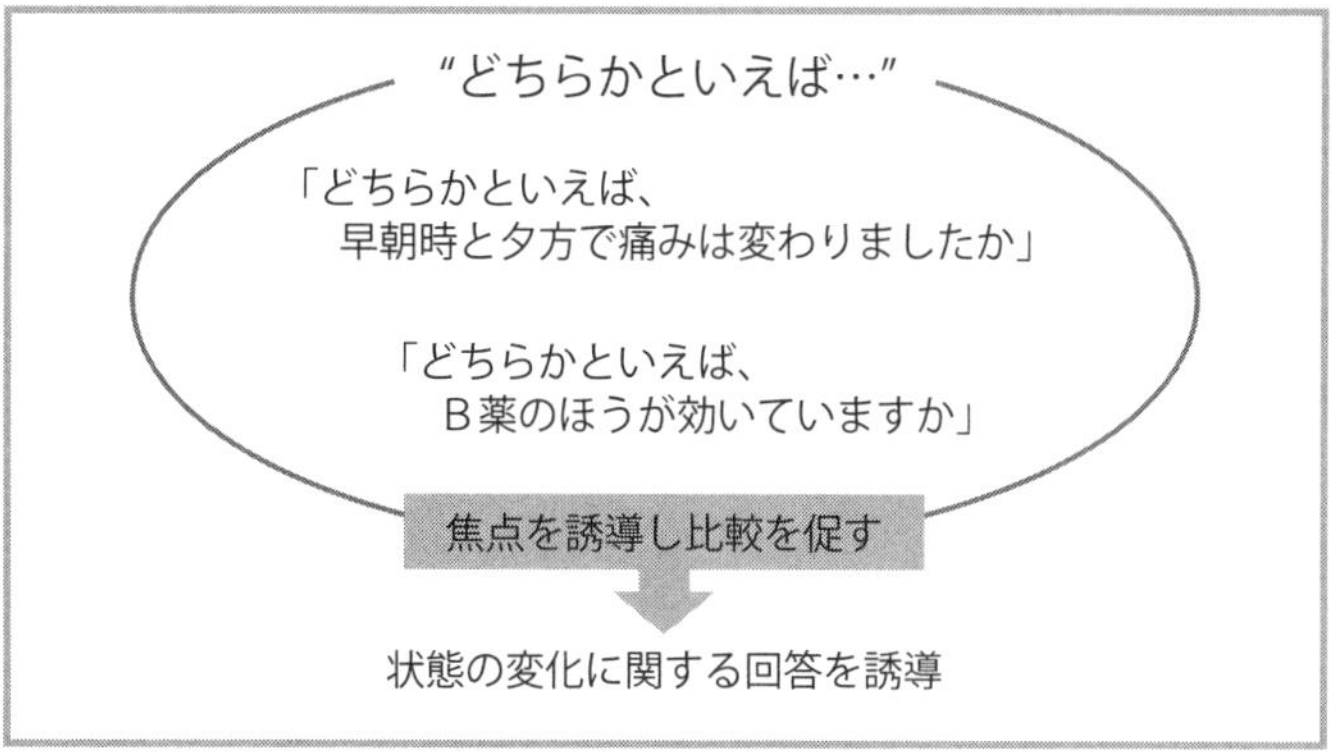

“どちらかといえば…”
「どちらかといえば、
早朝時と夕方で痛みは変わりましたか」
「どちらかといえば、
B薬のほうが効いていますか」
焦点を誘導し比較を促す
状態の変化に関する回答を誘導

図15：対話を活性化するフレーズ「どちらかといえば」を使いこなす

ういえば、早朝時の痛みや腫れが軽くなってきました」と答えるかもしれません。1日全体ではわかりにくくても、患者さんの焦点を誘導することで有用な回答を得られることもあると思います。また、A薬からB薬に切り替えた場合も、「○○の症状については、どちらかといえば、B薬のほうが効いていますか」のように質問すると、患者さんは答えやすくなります（**図15**）。

全般的な体調あるいは特定の症状について質問する場合も「別に変わりないです」「まぁ、普通です」という答えが返ってくるようだと、質問の仕方がよくないといえるでしょう。ではどうすればよいのでしょうか。それは、回答方式を二者択一にし「（体調／症状は）どちらかといえば、よくなっていますか、悪くなっていますか」と質問することです。「普通です」という答えの選択肢をなくすことができます。患者さんの状態の変化を把握するためには「比較」が重要です。何かしらの「変化」の情報を得るためにも、「比較」を意識した質問を考えるとよいでしょう。

相手の関心事を繰り返しながら「例えば」という言葉で具体的な話題に引き込み、「どちらかといえば」という比較を促す言葉を効果的に使用し、日本人の患者さんが答えやすい質問をしてみてください。診断・治療にヒントとなる情報がきっと得られるはずです。

Message

- 具体的な質問には具体的な回答が返ってくる
- 「例えば」「どちらかといえば」を使い、患者さんの回答を導く

4 話を聞きながらメモをとる

◆会話のキーワードをメモして会話の文脈を図にする

コミュニケーションは情報のやりとりです。情報が脈絡をもって展開することで対話が深まります。診察時には、相手が言った言葉と自分が言った言葉の論理的なつながりを意識しましょう。会話の「文脈」がわかりやすいコミュニケーションを行うと、対話が円滑に進むだけではなく、患者さんの理解度にも影響します。

会話は空気中に消えてしまうため、その文脈はつかみづらく、話題が散逸しやすい傾向にあります。患者さんと話している間に話題が診察に関係しない内容に逸れてしまうと、コミュニケーションの生産性は下がってしまいます。

そこで、会話をしながら文脈を可視化するテクニックを用いて、文脈の読み取りを向上

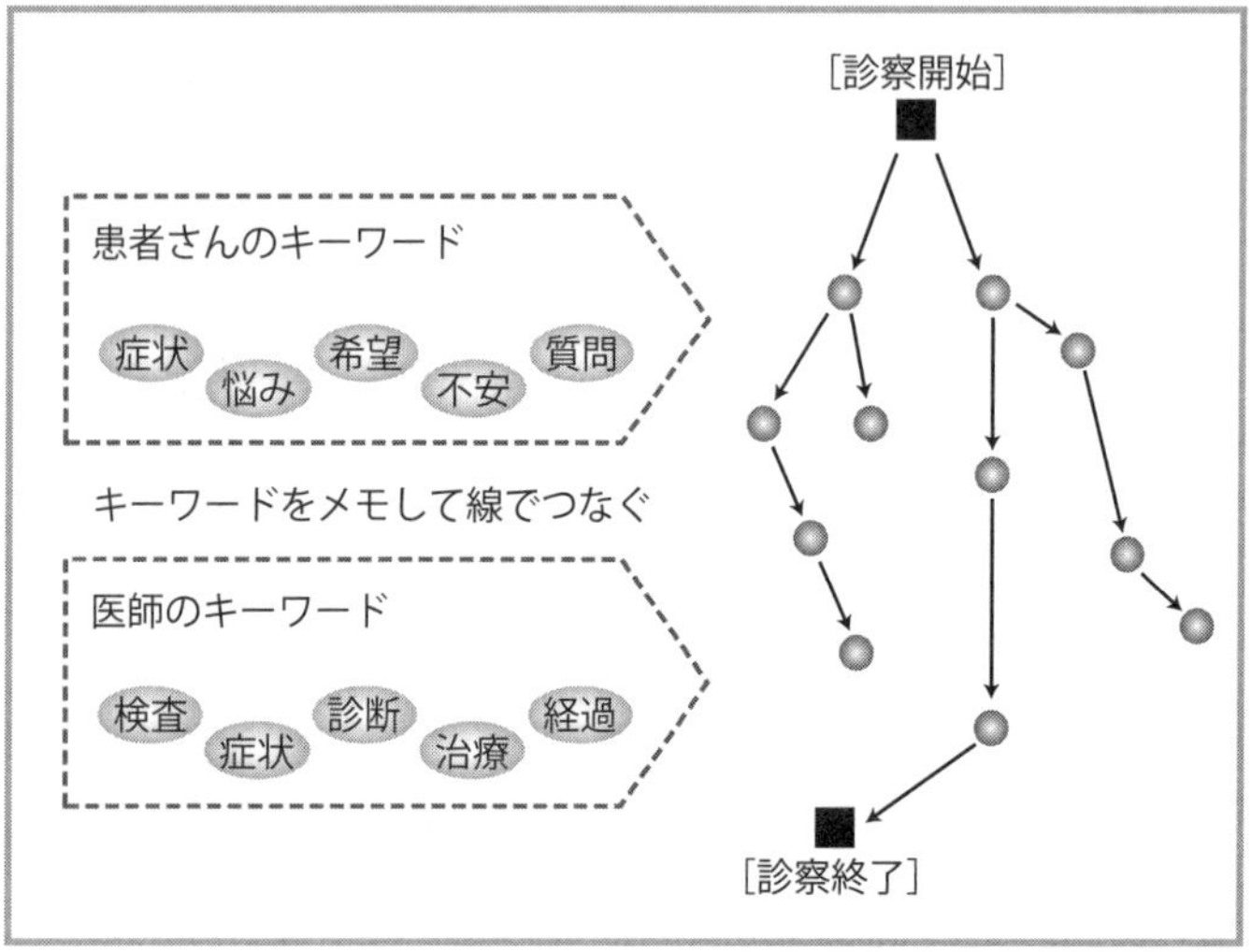

図 16：会話の文脈を可視化する

させましょう。**文脈を可視化する最も簡単な方法は、メモをとりながら会話を進めること**です。短い語句や文章であってもその内容を文字として残せば、前後を見比べることができるため、文脈をつかみやすくなります。

メモをとる用紙は、適当な大きさの無地の紙であれば、なんでも構いません。メモの取り方は、文章ではなくキーワードで十分です。症状や悩み、希望など、患者さんの話に出てきたキーワードや、検査項目、疾患名、治療といった医師から出たキーワードを書き取ります。そして、これらの**キーワードを矢印や線で次々につなぐと、話の流れ・展開を図で**

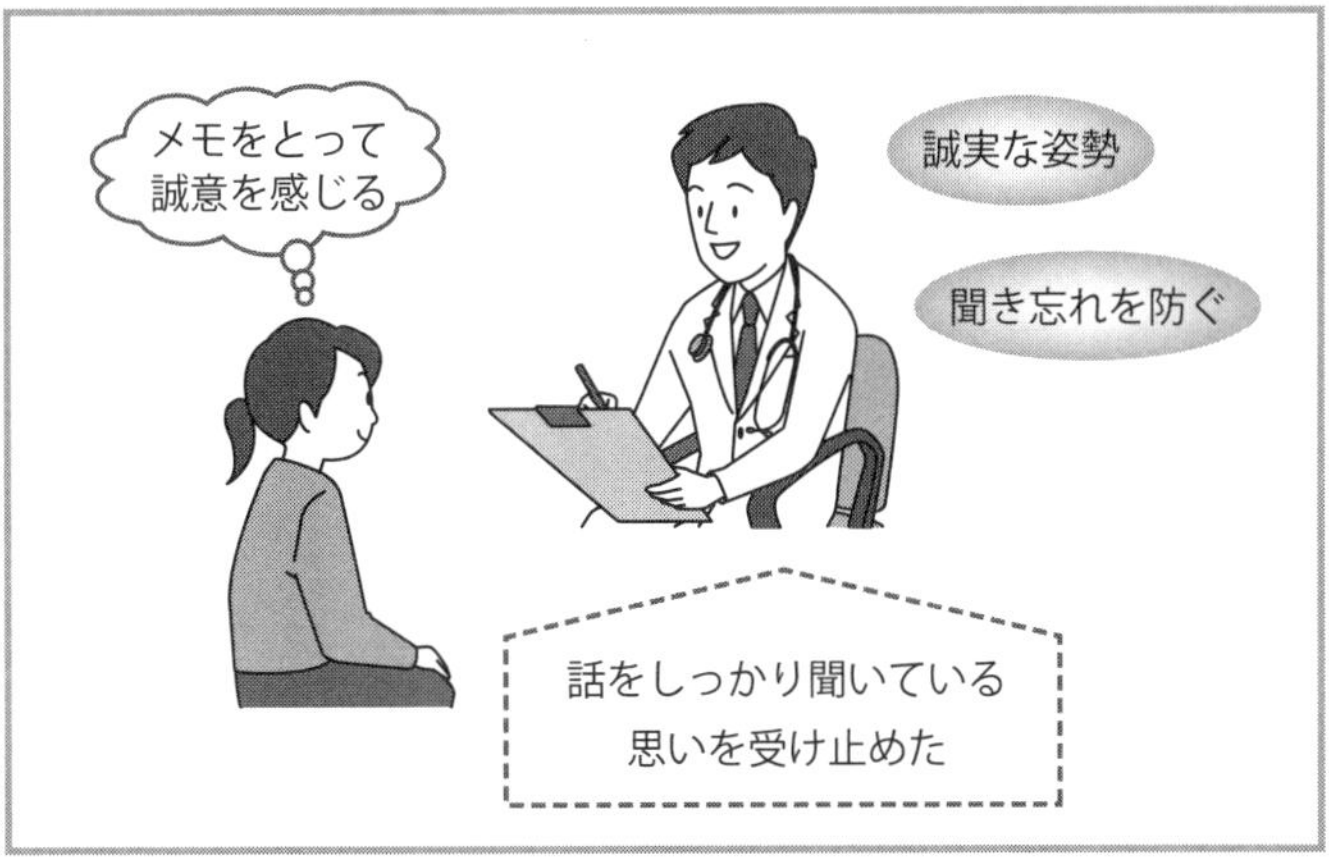
メモをとって
誠意を感じる
誠実な姿勢
聞き忘れを防ぐ
話をしっかり聞いている
思いを受け止めた

図 17：手書きメモで医師の誠実な姿勢が伝わる

示すことができます（図16）。このメモを会話のみちしるべとして活用すれば、文脈が途切れず、会話の生産性が高まります。

なお、会話の分岐点になりそうなキーワードをメモして把握しておくこともポイントです。もし突然浮上したキーワードをきっかけに、話題が本筋から大幅に逸れてしまったら、キーワードを頼りに分岐点にまで立ち戻ることができます。

診察時にメモをとりながら会話をすると、文脈をつかみやすいだけでなく、患者さんとの心理的な関係によい影響を与えます。患者さんの訴えを手書きでメモする姿は「あなたの話をしっかり聞いていますよ」「あなたの思いを受け止めましたよ」という誠実な姿勢を相手に示

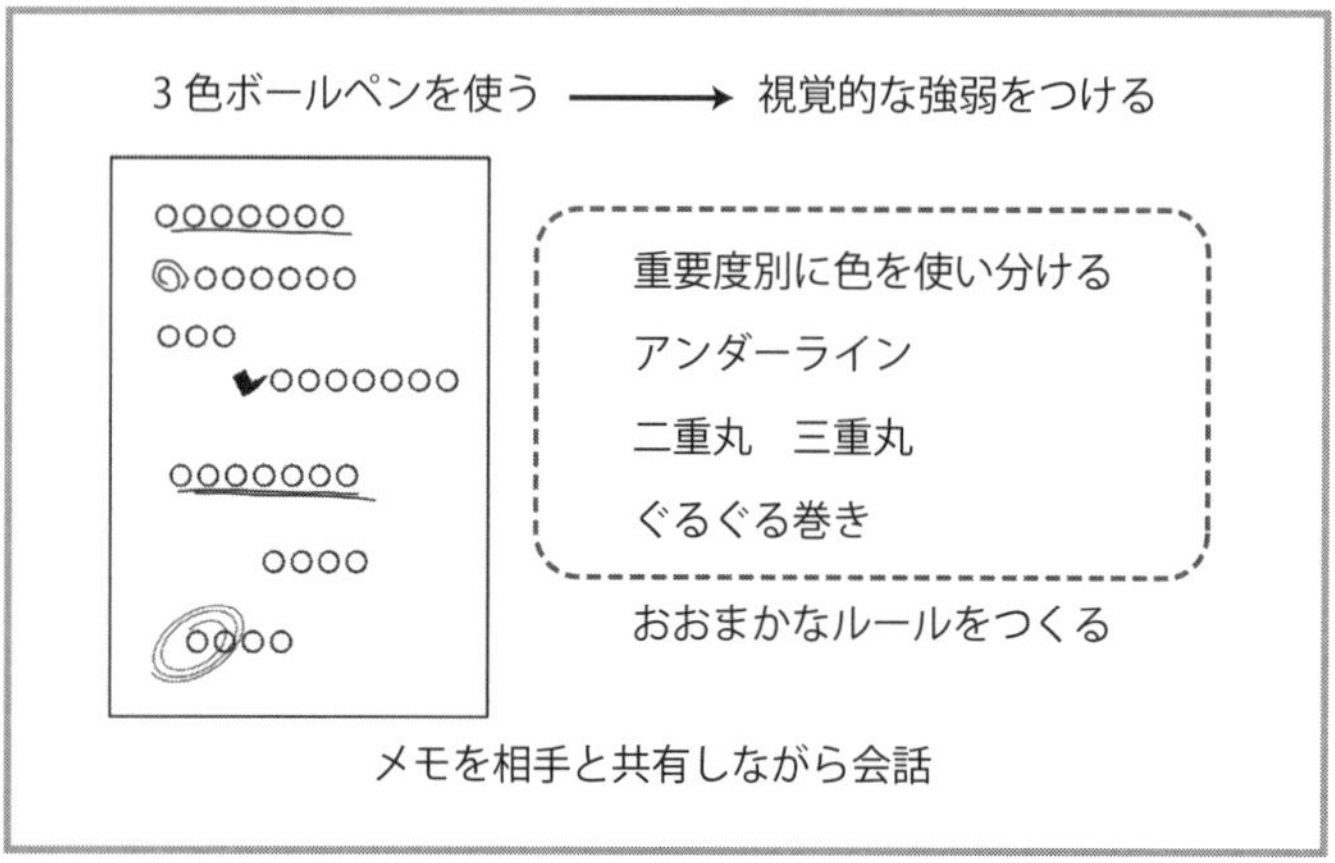
3色ボールペンを使う
視覚的な強弱をつける
重要度別に色を使い分ける
アンダーライン
二重丸　三重丸
ぐるぐる巻き
おおまかなルールをつくる
メモを相手と共有しながら会話

図18：3色ボールペンを使って視覚的に強弱を

し、安心感を与える効果があります。誠意のある医師として、患者さんの目に映るはずです（**図17**）。

◆3色ボールペンをメモ書きに使おう

メモをとりながら会話をする際に、便利な道具として私がお勧めするのは、赤・青・緑の3色が入っているボールペンです。重要度に応じて3色を使い分けます。重要なワードは目立つ色を用いて二重・三重の円でぐるぐる囲んで強調するといった方法で、視覚的に強弱をつけることもできます（**図18**）。例えば、治療方針は赤丸で囲む、患者さんの望みは青文字、乗り越えるべき課題は緑のアンダーラインとするなど、おおまかなルールを自分でつくって、習慣化するよう心がけてみるとよいと思います。

◆覚え書きを活用し、的確な質問を最良のタイミングで

患者さんと話をしながら、頭に浮かんだ**自身の考え・疑問・質問事項など**は、患者さんと共有するメモではなく、**手元の小さなメモ帳などに覚え書きとして書き留めましょう**。時間の限られた診察では、覚え書きを見ながら優先順位を決めて、いくつかの質問に絞り込む使い方が有効です。この覚え書きを活用すれば、自分の関心事、次に話す内容を整理して聞き忘れを防ぎ、無駄な質問をなくせるので、質問力が上がります。

診察中に場当たり的に質問すると、診断や治療と関連性がないことや、患者さんが聞いてほしくないことに触れてしまい、患者さんとの関係を悪化させるリスクもあります。常に的確な質問を最良のタイミングでする意識をもつとよいでしょう。質問を絞り込みつつ、患者さん個人の話題に触れた質問をすることで、患者さんとの対話は生産的なものになるでしょう。

Message

●キーワードをメモして、会話の文脈を患者さんと共有する
●自身の考えは手元に覚え書きして、優先性の高い質問を選定

5 患者さんに行動変容を起こすピグマリオン効果

◆褒め言葉による動機づけ効果を利用しよう

これまで質問力を高めるための方法をいくつかご紹介してきました。本節では、患者さんの治療に対する動機づけや行動変容のきっかけとなる質問についてお話しします。

それは、教育心理学における心理的行動の一つとして知られ、人間は期待された通りに成果を出す傾向があるという、**ピグマリオン効果**（pygmalion effect）――教師期待効果やローゼンタール効果とも呼ばれる――に基づくテクニックです。

ピグマリオン効果のわかりやすい例は、勉強のできる子どもは、教師や親からいつも褒められているので、いっそう勉強に励んで学業成績がますます伸びる現象です。実はこのピグマリオン効果は、診療の場にも応用できると考えています。

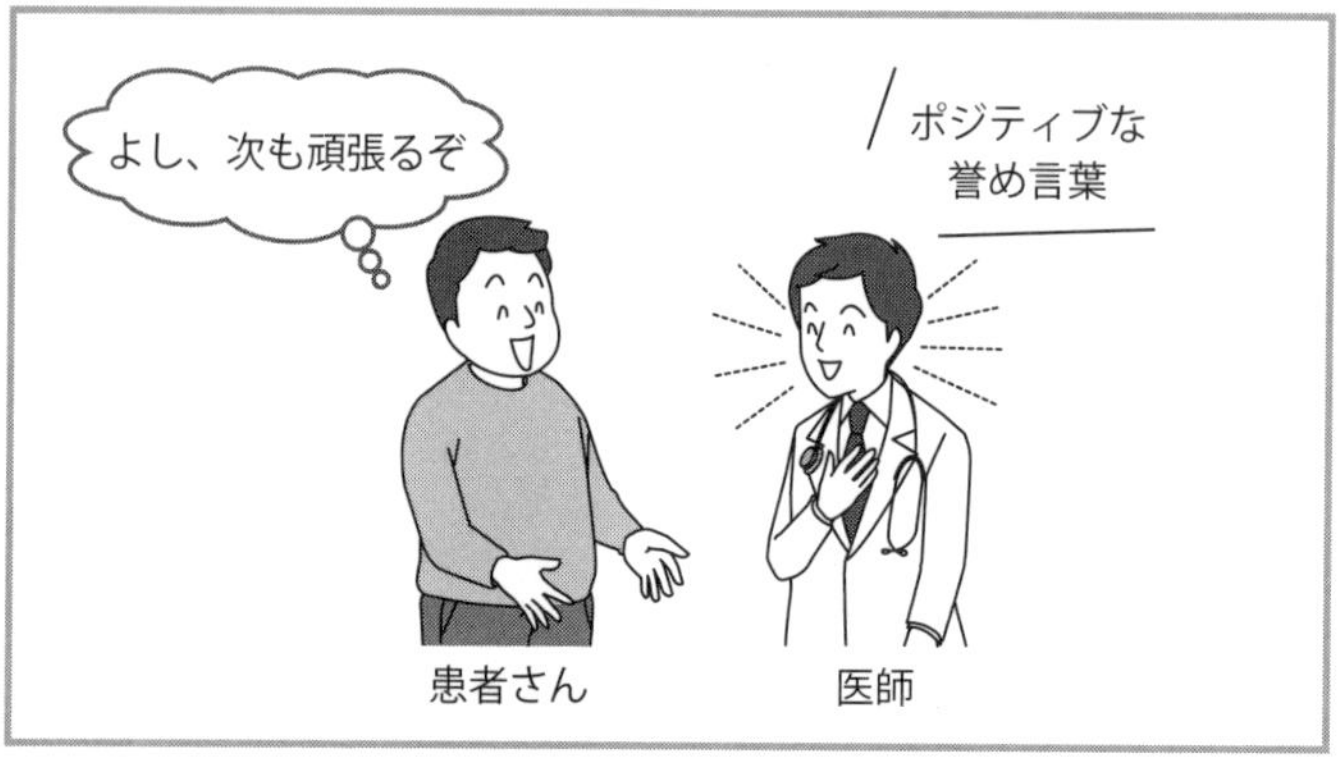
よし、次も頑張るぞ
ポジティブな
誉め言葉
患者さん
医師

図 19：ピグマリオン効果を診察に応用

◆評価項目の微分的変化に着目して患者さんを励まそう

例えば、生活習慣病の患者さんを診察している場面を想像しましょう。その患者さんは肥満で、運動療法を勧めているとします。運動ではウォーキングを指導しているが、なかなか実践してくれない。そこで、歩いた距離を記録してもらい、毎月の診察時に報告してもらうことにしました。診察で「歩行距離は（前回よりも）どのくらい延びましたか」と質問して、患者さんが「あまり歩く時間がなくて、1日だいたい○㎞でした」と答えたとします。確かに絶対的な距離は短かったとしても、先月より少し増えていれば「素晴らしい。先月よりも増えていますね」とポジティブな褒め言葉で評価することで、患

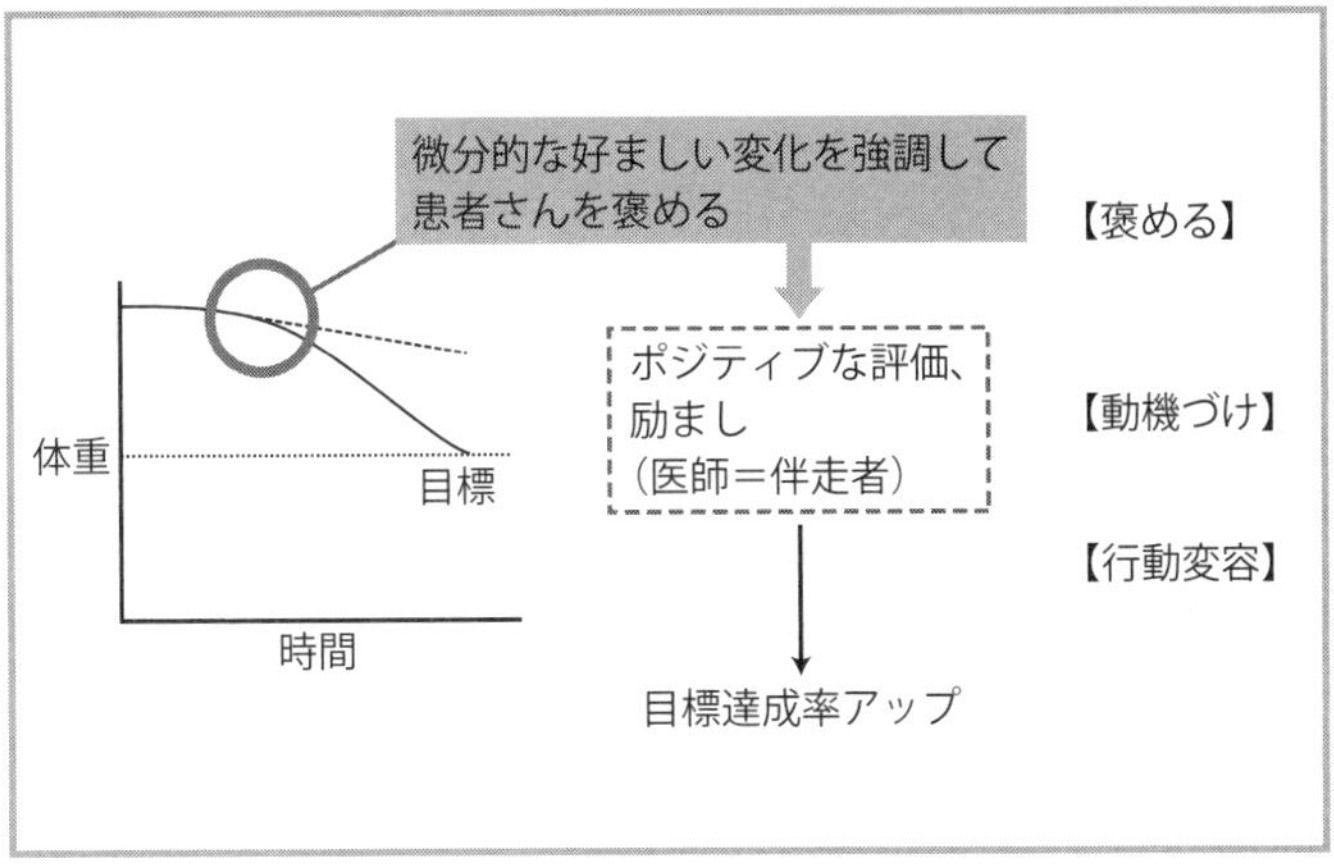
微分的な好ましい変化を強調して
患者さんを褒める
【褒める】
体重
目標
時間
ポジティブな評価、
励まし
（医師＝伴走者）
【動機づけ】
【行動変容】
目標達成率アップ

図 20：ピグマリオン効果の活用

者さんのモチベーションを高めることができます。

食事療法を指導している患者さんも同様です。食事記録をつけてもらい、塩分の摂取量が目標にはまだほど遠くても、前回の診察よりも減っていれば、その好ましい変化を強調し、励ますことが大切です。もし体重92 kgの肥満の患者さんに体重を質問して「90 kgです」と返答した場合、「あと10 kgは減量しないとね」とコメントするのではなく「そうですか！ 2 kgも減りましたね。よい方向で進んでいますよ。この調子で頑張りましょう」という話し方のほうが患者さんの励ましにつながります（**図19**）。

質問は、患者さんが関心のあることを具体的な内容で投げかけ、その微細な変化にフォーカスを当てましょう。**絶対的な数値よりも微分的な変化、変化率に注目**した会話を診察に取り入れましょう（**図20**）。将来の明るい方向性を患者さんに意識させ、動機づけとなることが期待できます。

ポジティブな褒め言葉を使うことで、最初は小さな変化でも、将来、大きな変化が現れることもあります。意志が弱く、指導されたことを忘れる患者さんにとっては、**伴走者として医師からの励まし**は大きな支えになります。ピグマリオン効果を引き出せるような質問とコメントを日々の診察に取り入れてみるとよいでしょう。

Message

●小さな変化を見つけて患者さんを褒め、よい方向に導く

6 患者さんに寄り添いつつずらすテクニック

◆マジックフレーズ「〇〇といえば」を覚えよう

診察では患者さんの話をじっくり聞くことは重要です。とはいえ、患者さんによっては診療と関係ない世間話を始めてしまい、診察に必要な話題になかなか進めないこともあるでしょう。

だからといって、患者さんが話をしているときに急に口を挟んで話の腰を折ると、相手に不満足感や不快感を与えてしまいます。特に「それは違いますよ」といった否定的な表現や意見で話を遮ると、相手は気分を害して、本来の方向に話を導くことが難しくなります。会話はいわばキャッチボールです。いつまでも直球だからといって、急にカーブで投げ返したら、相手は戸惑ってボールを受け損なうかもしれません。このような場面で役立

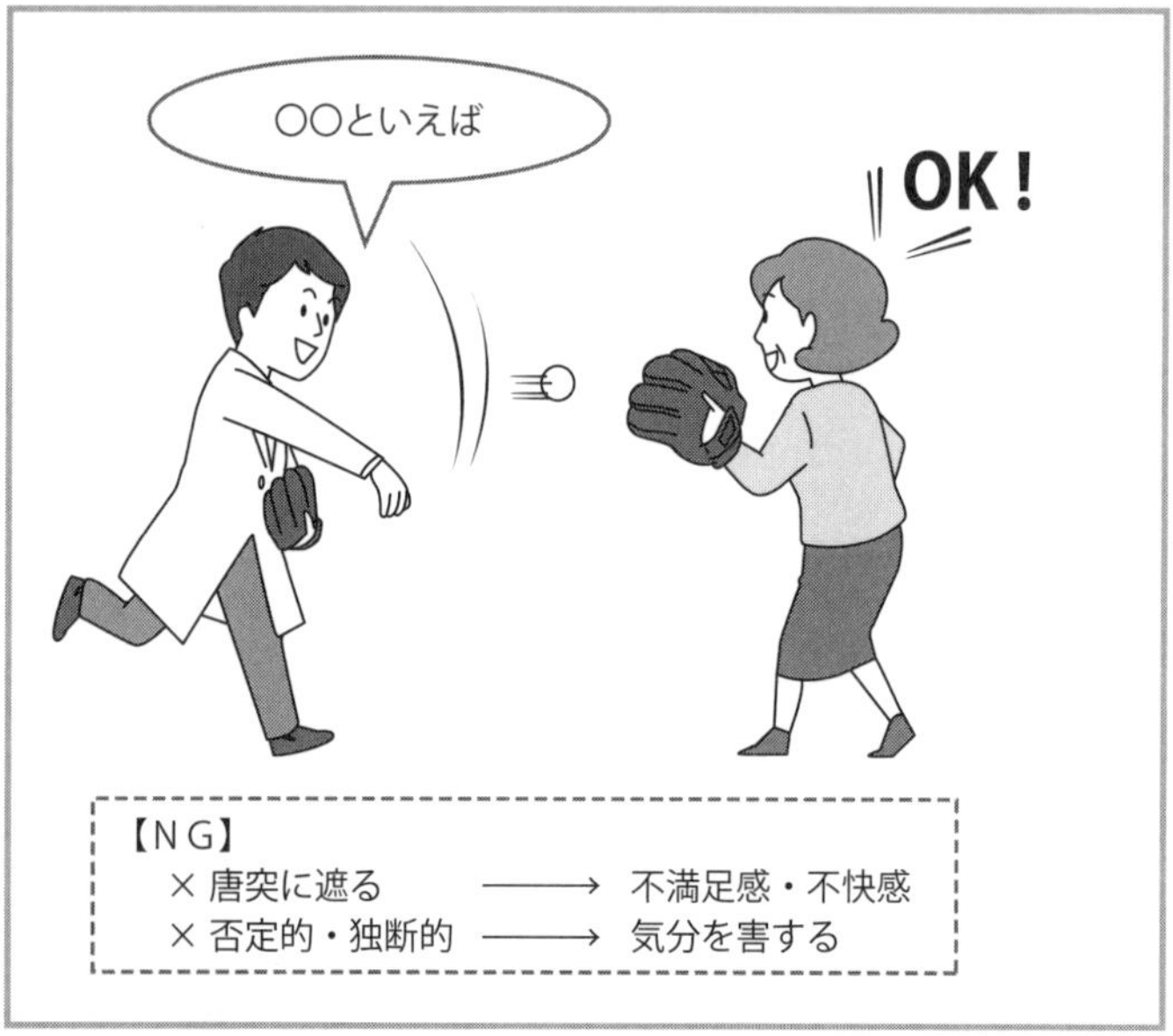
○○といえば
OK！
【NG】
× 唐突に遮る ——→ 不満足感・不快感
× 否定的・独断的 ——→ 気分を害する

図21：寄り添いつつずらすマジックフレーズ「○○といえば」

つのが**「寄り添いつつずらす」テクニック**です**（図21）**。
私は大学の講義で、学生に3人1組になってもらい、パーソナルな経験をそれぞれ15秒くらい話すことを授業に取り入れています。これにより、コミュニケーションの展開力を養うことが期待できます。

例えば、ある学生が最初に「私は体重を減らそうと思って、最近歩くようにしています」と話したとします。次の学生は「歩くといえば…、私はこの近くの○○公園をよく散歩します。休日に公園に行って、本を読むのが好きです」とつなげます。3人目は「本といえば…、私は○○先生が推薦していた栄養学の本を読んでいて、その中で紹介されている薬膳の世界は面白いよ」と続け、最初の学生に戻すのです。「**○○といえば**」をつなぎ言葉に使って、相手の話題に登場したキーフレーズを引き継ぎながら、次の話題に移行する練習を10周ぐらいさせます。

この「○○といえば」を用いた展開は、診察においても役に立つと考えています。**相手の話を唐突に遮ることなく引き取る**コツ、それが「寄り添いつつずらす」です。

◆共感の技も併用しよう

「寄り添いつつずらす」の基本は**相手に寄り添うこと**ですから、**相手の話のテンポ**に合わせながら、**視線**と**うなずき**、**自然な笑顔**で相手の言葉に同意していることを伝えつつ、次の話題に進めていきましょう（**図22**）。

例えば、「そうですね、人間関係のストレスは大変ですよね〜。…ストレスといえば、最近は○○の症状はいかがですか」のように**相手の語尾を使う**と話をうまく引き取ること

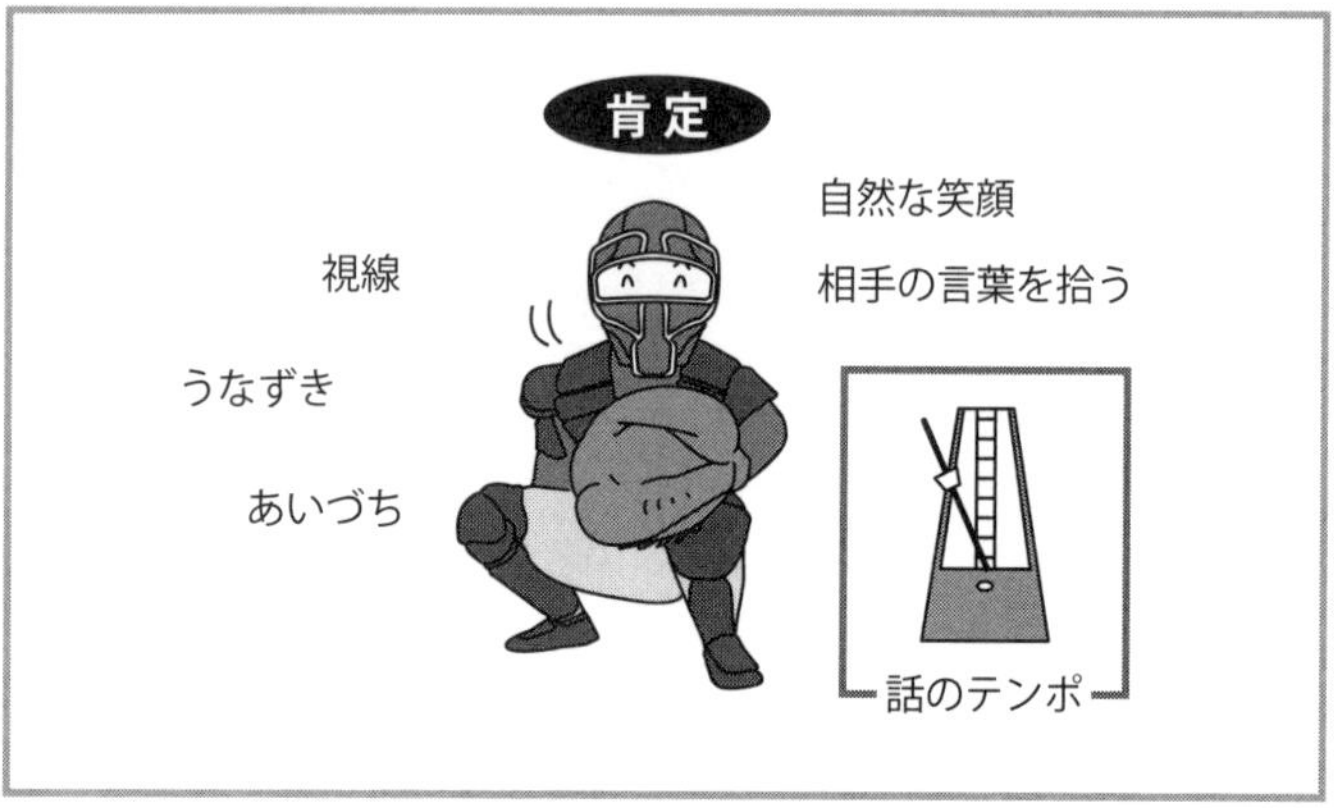
肯定
自然な笑顔
視線
相手の言葉を拾う
うなずき
あいづち
話のテンポ

図 22：共感を相手に伝える技

ができます。**うなずきの声のトーンも共感がにじみ出るように工夫する**と寄り添い感が高まるでしょう。うなずく動作や相手の言葉を拾うことは、聞き上手になるために不可欠で、共感を伝えることにもつながるのです。

ただ、合わせるときのテンポには気をつけましょう。ゆっくり話す患者さんに合わせ過ぎると時間がかかってしまうため、相手の話が長すぎると思ったときは、焦り感を出すことなく、軽やかなテンポで上手に引き取って次の質問にもっていくとよいでしょう。

◆相手の話を肯定する

大事なポイントは、**相手の回答に対する最初の**

言葉を肯定的にすることです。相手の発言に対して否定的な言い方をすると、相手がかたくなになり、話題を進めたい方向に導きにくくなります。人間は相手に否定されると、相手の話を聞きたくないという感情が起こりやすいからです。

コミュニケーションで重要な共感を示すためにも、肯定的な言い方を基調としましょう。「たしかに」は使いやすい受け方です。患者さんの話に診療にかかわるほど重大な間違いがない限り、許容範囲を広くして「たしかに」「そうですね」と肯定し、相手の心情に寄り添うようにすることでコミュニケーションが円滑に進みます。

Message

●話を上手に引き取るコツは「寄り添いつつずらす」
●相手の話から次の話題にスムーズに進める展開力を養う
●共感と肯定を基本に、相手の心情に寄り添う

7 聞き上手になるコツ

◆豊富なあいづち表現で共感・関心を示そう

「コミュニケーション能力が高い」＝「聞き上手」とよく言われるように、相手の話をうまく引き出しながら言葉のキャッチボールを続けるためのテクニックをいくつか紹介しましょう。

その真髄は、患者さんの話を丁寧にじっくり聞くことです。このときのコツは、相手の話をただ聞くのではなく、相手の気持ちを受け止めて共感していること、相手の話に関心を持っていることを伝えるための仕草や言葉を上手に使うことです。質問の仕方が上手であることに加えて、相手の話に調子を合わせて**あいづち**を打つ、**相手の言葉を拾う**ことが聞き上手には必要です。

あいづちには、「そうですね」「なるほど」「ええ」「そうでしたか」「たしかに」「ありますよね」など複数の言葉、そして「うなずき」があります。これらは聞き手が相手に関心を持ち、理解していること、会話に積極的に参加していることを示すコミュニケーション表現です。医師が話を聞いてくれている、自分の話を聞き流していないという印象を与えることで、患者さんは安心感を抱いて話をしやすくなるでしょう。

意識する場面は少ないかもしれませんが、普段、何種類ぐらいのあいづちを使っているでしょうか。5種類ぐらいしか思いつかない方は、受け答えの言葉が単調になっているかもしれません。同じあいづちを繰り返して一本調子になっていないか、自分でチェックしてみましょう（本書p37、**図8**を参照）。あいづちの種類が少ない場合は、上手なインタビュアーによる対談番組などを視聴して、あいづちの種類を増やす練習をすることもお勧めです。

肯定や同意のあいづちだけでなく、褒め言葉のニュアンスを含む表現も意識してみましょう。患者さんに寄り添っている印象を強められます。

こうしたあいづちの言葉と同時に、共感の動作として、**アイコンタクト**と**相手のリズムに合わせたうなずき**を組み合わせると、共感と関心が相手に伝わりやすくなります。

例えば、うなずくときに、息を吸うタイミングで「あぁ〜」と顔を上げて「なるほど、○○なのですね」と相手のキーワードを反復します。このような言葉と仕草によるあいづちのテクニックを身につけるとコミュニケーション力が一段と向上します。

人の声に反応してうなずく人形の玩具が販売されているほど、人間にとって「うなずき」は大切です。ただし、診察では表現が大げさにならないように上手に活用しましょう。

◆コメント力と要約力も必要

聞き上手になるためには**コメント力**も必要です。**あいづちは話の間をつなぐ表現**です。**コメント力が乏しいと、簡単なあいづちだけで終わってしまい、会話が展開せず、途切れる**こともあります。「そうですか。それで、○○はどうでしたか」というようなコメントを使って、相手の言葉を引き出す工夫も求められます。

そのためには、相手の話を聞きながら、その内容を早めにつかむことが重要です。「なるほど、○○ということですよね」のように、相手の話を**決めつけにならないように上手にとらえる要約力**も意識しましょう。

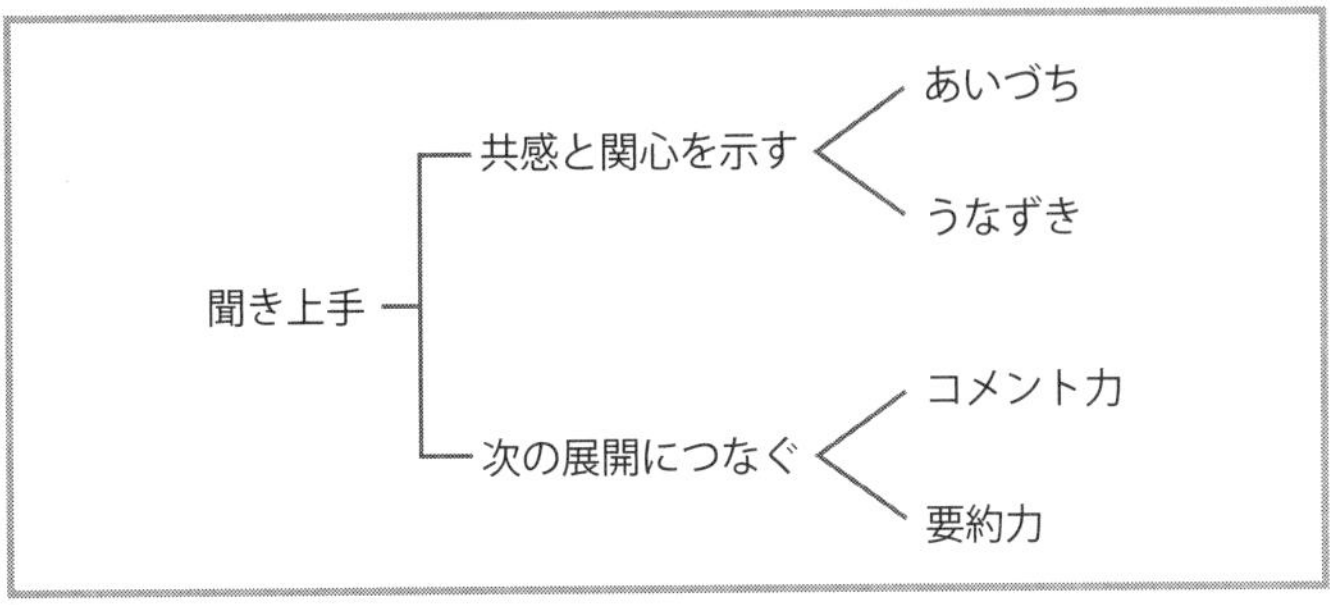

図 23：聞き上手になるコツ

要約力は相手の話が長い場合に、話を引き取って次の話題に進める際にも役立ちます。

コミュニケーションの上級者は、**相手の話を受け止めていることを言葉や仕草で表現しながら、頭の中では次にどのような質問をしようか、コメントをしようかと次の展開を考え**ています。

聞き上手ではない人は、コミュニケーションに余計なエネルギーを使ってしまい、コミュニケーションで疲れてしまいがちです。自動車の運転も免許取り立てのときは、刻々と変わる道路状況の中で運転操作に神経をすり減らし、運転した後にとても疲れるものです。しかし、運転に慣れてくると経験値が高まり、道路状況を先読みし、情報を効率よく処理できるようになるため、それほど疲労しなくなります。コミュニケーションにおいても、熟練すると自ずとうまく対話でき、聞き上手になります（**図23**）。

◆テンポを意識してリズミカルに会話する

聞き上手な人の対話を聞くと、やり取りが適度なテンポでリズミカルに進んでいることに気づきます。基本は相手のテンポに合わせるのですが、テンポが遅すぎる場合には一工夫が必要です。話を引き取りながら、相手の声のトーンに合わせる感じでテンポを徐々に上げていき、リズムよく会話が進むようにします。

このときに注意してほしいポイントは、**相手の話を遮って自分が話さない**こと、**時間がなく焦っている感じを出さない**ことです。

話題の切り上げ方は非常に大切です。相手の言葉を拾いながらあいづちやコメント、そして「なるほど、確かに○○ですよね〜。○○といえば、最近△△はどうですか」のような「寄り添いつつずらす」テクニックを使いながら、相手の話を引き取るようにしましょう。

Message

- あいづち、うなずき動作は、相手への共感と関心を伝える
- あいづちに続く、コメント力や要約力を養う
- 話を聞きながら、頭の中で次の展開を考える

質問力

8 患者さんの承認欲求を満たす

◆患者さん固有の情報に基づく具体性のある質問をしよう

毎日数十人の患者さんを診察している場合でも、**患者さんを母集団の一員ととらえるのではなく、一人ひとり個別的な存在であることを患者さんが実感するようなコミュニケーション**は患者さんに安心感を与えると考えられます。

「他者から自分の存在を認められたい」（他者承認）や「自分を価値ある存在として認めたい」（自己承認）という**承認欲求**の感情は、不安・緊張の軽減や、動機づけにつながります。

患者さんは一人ひとりが固有の存在として医師に向き合ってもらいたいと思っています。それは学校の教師と生徒の関係とも似ています。

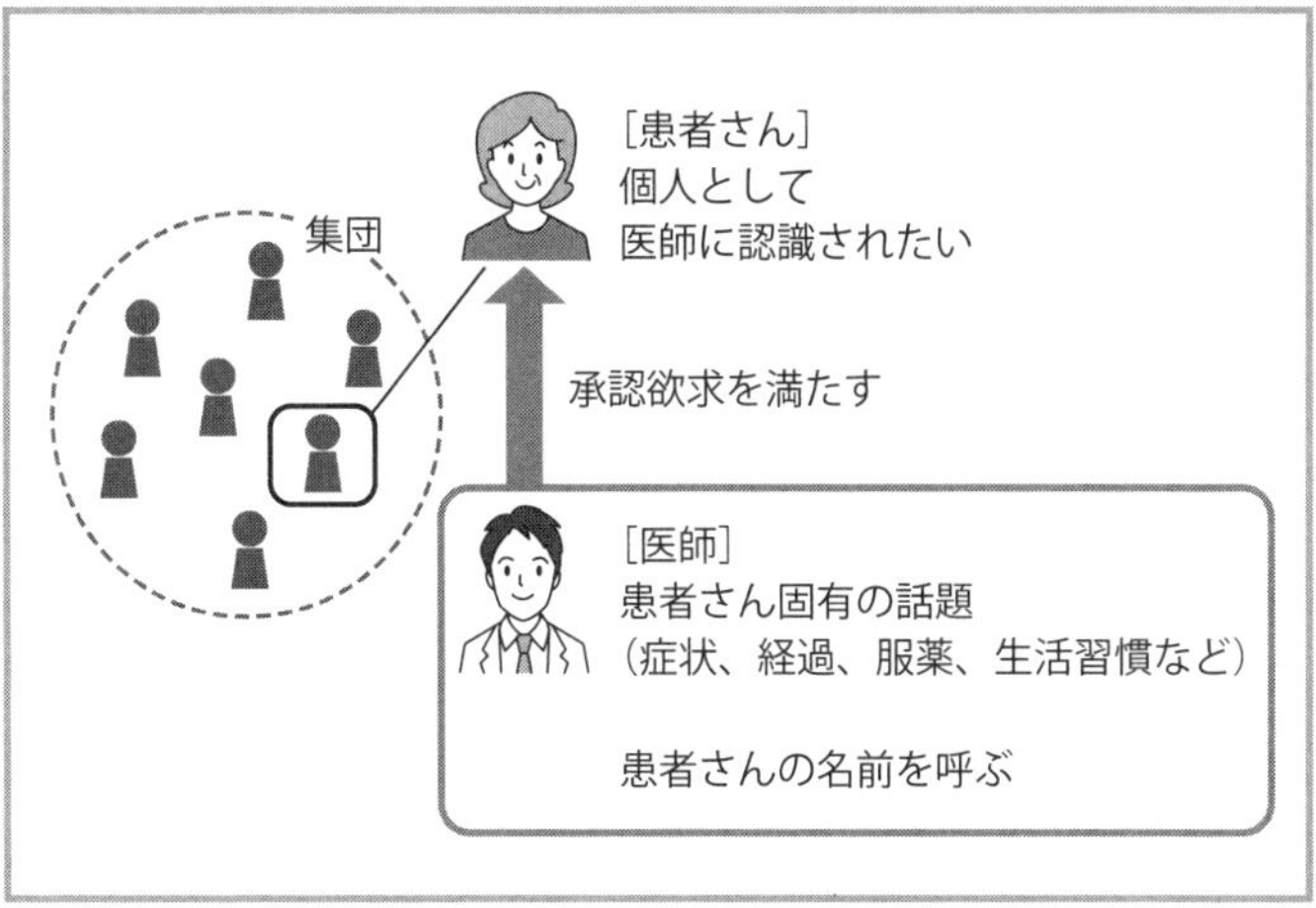
[患者さん]
個人として
医師に認識されたい
集団
承認欲求を満たす
[医師]
患者さん固有の話題
(症状、経過、服薬、生活習慣など)
患者さんの名前を呼ぶ

図 24：患者さんの承認欲求を満たす

患者さんの承認欲求を満たすためには、どの患者さんにも聞ける一般的な質問ではなく、**症状や生活習慣、家庭環境など、その患者さんに固有な話題を取り上げて具体的な質問**を考えます（**図24**）。

例えば、前回の診察で得た患者さんに固有の情報を参考にする、あるいは病状の経過を尋ねてみましょう。固有で具体性のある質問をされた患者さんは、自分が集団の構成員（一対n）ではなく個人（一対一）として認められているという承認欲求が満たされるのです。逆に、十把一からげのような質問をされると、患者さんは医師に誠実さを感じられなくなる危険性を秘めています。

◆名前を呼んで、承認欲求を満たそう

普段の診察で、患者さんの名前を呼んでいるでしょうか。欧米人は会話の中で愛称も含めて相手の名前を頻繁に呼ぶ習慣があるのに対して、日本人は名前に対応する定型的な愛称もなく、相手の名前をあえて呼ぶことは少ないと思います。個人を特定するためにつけられる名前は、個人の存在にとって重要な言葉です。

医師が診察で**患者さんの名前を呼ぶと、患者さんは個人として認識されていると感じ、承認欲求が満たされる効果がある**でしょう。

例えば、診察の最初の挨拶で「○○さん、こんにちは。今日はどうされましたか」、診察中に「○○さんの場合、A薬とB薬ではA薬のほうが合っていると思いますよ」、最後の挨拶で「○○さん、お大事になさってください」のように患者さんの名前を3回呼ぶように意識してみてください。

患者さんの名前を呼ぶだけでも、医師への親しみが増して、印象がぐっとよくなると思います。

Message

●患者さんに固有の話題を取りあげる
●患者さんの名前を呼ぶ

9 共感を伝えるテクニック

◆共感の構成要素を理解しよう

コミュニケーションにおいて承認欲求を満たすことの重要性を前節で述べました。これと同様に、他者から共感されることも「自分の存在を認めてもらえた」と感じさせる要素です。共感は、他者の感じていることを自分の感覚として感じること、すなわち**感情の共有**を意味します。診察における共感は、患者さんの感覚世界を共有することでしょう。共感を示す対話スキルは、診察で心理的カウンセリングを行う場合に用いられるように、相手の心情に寄り添うために重要な技法と考えられます。

医師の共感を患者さんに伝えるためのテクニックは、第一に患者さんの話をじっくりと聞く**傾聴**、第二に共感の要素を取り入れた**あいづち**と**うなずき**、第三に表情や声などの**身**

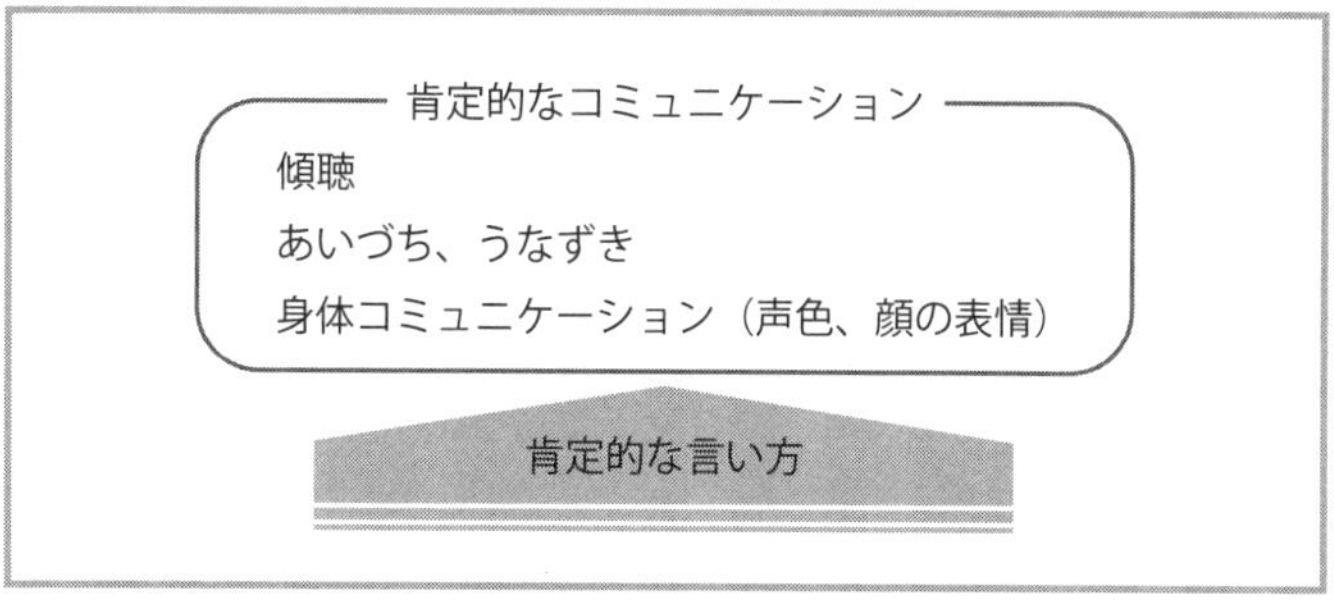

図 25：医師の共感を患者さんに伝えるためのテクニック

体コミュニケーションです（**図25**）。これらを上手に組み合わせることで、共感力の高いコミュニケーションを目指しましょう。

◆顔の表情と声のトーンも工夫しよう

患者さんの話を傾聴するときに大切なことは、患者さんが抱えている身体的あるいは精神的な問題を客観的な思いやりを持って深く聞くことです。例えば、過敏性腸症候群の患者さんであれば、職場あるいは通勤中に腹痛などの症状が起こって苦しんでいる状況を想像し、自分の心身に重ね合わせて患者さんの**身体感覚を共感・共有**する努力をします。

医師個人が経験している健康上の問題は限られていますが、自分の最も近い経験を想起し、それを想像的に拡大して共感する練習を行ったり、身体的な不自由さを体験する訓練を受けて補完することも共感力の向上に役立つでしょう。

共感を伝えるには、表情や声色も重要なので、**顔の表情**と**話し方のトーン**をソフトにすることも意識しましょう。また、「ほぉ～」「う～ん」のような短いあいづちを打つときのコツとして、**声色だけでなく、無音の余韻を残しながら呼吸の感じが出ているようにする**と、自分の体全体で聞いている雰囲気を出すことができます。ただし、あいづちをあまりにも大きな声で出したり、「ほぉ～」と何度も言うと煩わしくなるため、適度に使うように気をつけましょう。傾聴と共感の表現を上手に使うと、人間味のある医師のイメージを患者さんが持ち、診察での対話が円滑になることが期待されます。

◆身体コミュニケーションも忘れずに

忘れてならないのは、共感において身体コミュニケーションが重要な役割を果たすことです。私の経験ですが、北欧で言語がまったく通じないイヌイットの方と同席したとき、手振りや身振り、手近なものを指さして相手の言葉を真似る、仕草を真似るなどして笑いを共有でき、一時間以上も爆笑しながら楽しむことができました。このように、コミュニ

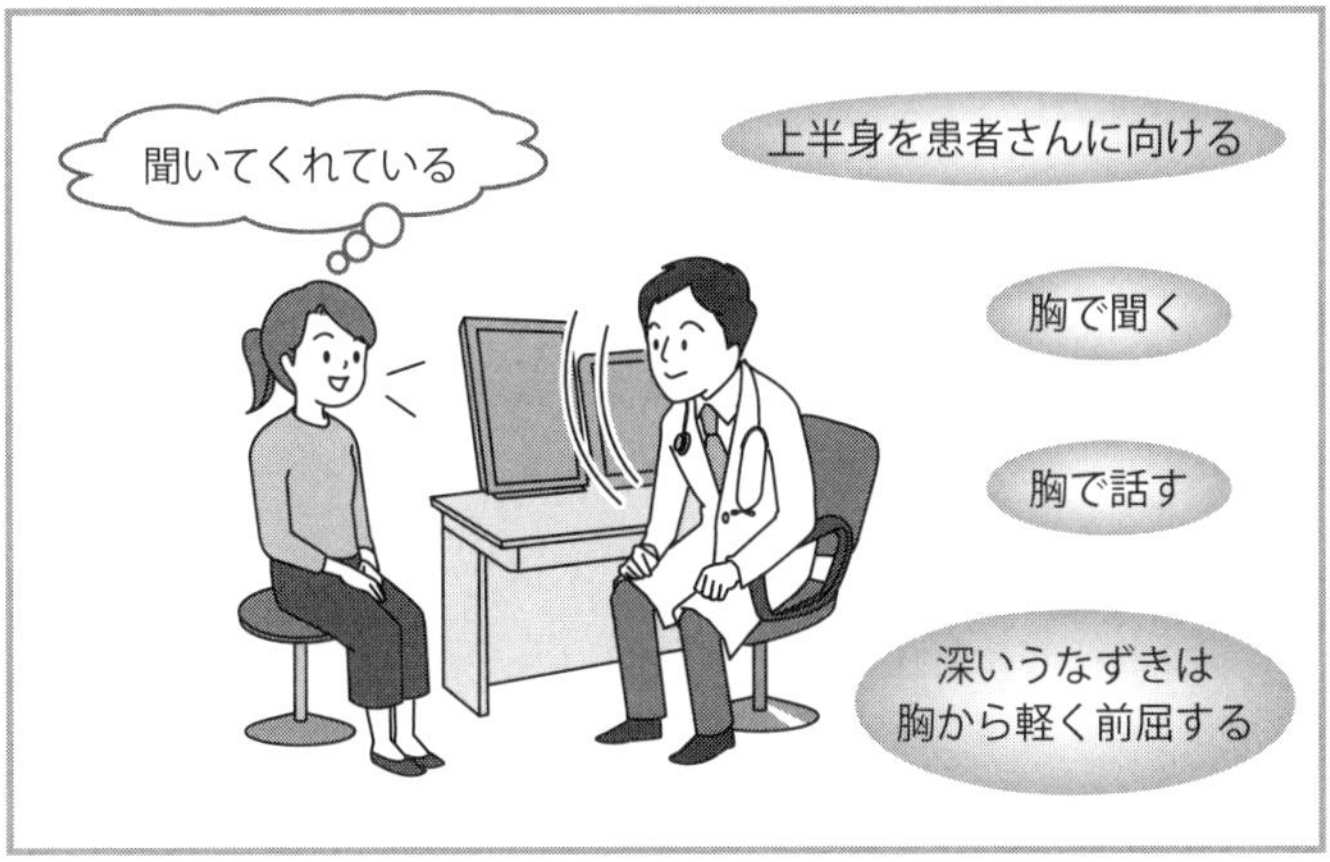
聞いてくれている
上半身を患者さんに向ける
胸で聞く
胸で話す
深いうなずきは
胸から軽く前屈する

図 26：胸で聞く、胸で話す

ケーションは言葉だけではなく、多くが身体全体のさまざまなレベルで起こっています。

電子カルテが普及した医療現場においてパソコンの画面に向かって作業する時間は不可欠ですが、診察中にずっとパソコンの画面を見ながら患者さんと会話すると、身体を使ったコミュニケーションが減るため、医師の共感や人間味が患者さんに伝わりづらくなるかもしれません。

身体コミュニケーションの点から患者さんに共感を伝えるためには、**頭部だけでなく、上半身を軽くひねって患者さんに向けて「胸で聞く」「胸で話す」**姿勢が好ましいと思います。

そして、患者さんの話のまとまりごとに、顎だけを上下するだけでなく、**上半身を胸から軽**

く前屈するようにうなずくと身体的にも、患者さんは「自分の話をよく聞いてくれている」と感じやすくなります（**図26**）。

共感につながる要素を組み合わせて、話し方、顔の表情、身体を用いた共感テクニックを自然に使えるように練習してみましょう。

Message

●傾聴、あいづち、肯定、身体コミュニケーションを組み合わせる
●ソフトな声でしみじみとあいづちを打ち、優しい表情をする
●「胸で聞く」「胸で話す」をイメージし、上半身を患者さんに向ける

10 医師としての「質問力」を自己評価する

◆相手の回答の生産性と具体性に注目してみよう

第2章ではこれまで、質問力を高めるさまざまなテクニックやコツを紹介してきました。これらを練習して習得する前に、はたして自分の質問力はどの程度なのかチェックしておきましょう（**図27**）。自分の質問力のベースラインを確認しておけば、テクニックを身につけた後に質問力の自己採点（評価）ができるからです。

質問には「的確な質問」と「的確ではない質問」が存在します。それを判断するための目安の一つとして、質問された人が答えたい質問であるかどうか、質問してほしい内容であるかどうかが挙げられます。しかしながら、これは他者評価であり、診察において患者さんに聞いてほしい質問であったかどうかを医師が確認することは現実的ではありません。

質問力

- ✓ 患者さんの回答は生産的である
- ✓ 患者さんは積極的に話している
- ✓ 患者さんに何らかの気づきを与えた
- ✓ 患者さんから具体的な回答を得た

図 27：医師としての質問力を自己チェックしよう

実は、他者評価でなくても、自分の質問が果たして的確であったかどうかを知るための簡単な自己評価方法があるのです。その方法は「質問した時の**回答が生産的**であるかどうか」「相手が**積極的に話している**かどうか」そして「質問を介して**相手に何か気づき**があったかどうか」を確認することです。これらの観点に照らして、患者さんの回答がどれにも当てはまらない場合、自分が出した質問は患者さんにとって的確ではない可能性が考えられます。

質問した時の回答が短い、簡単でそっけない場合も、相手が積極的に答えていないことが多いと思われます。

逆に、患者さんが答えにくい内容でも、反応よく答えが返ってくれば、医師が上手に質問していると考えられます。相手が答えたいかどうかは返答の**口調**や**テンポ**に現れやすいので、こうした点も意識するとよいでしょう。

もう一つの確認ポイントは、具体的な答えが得られているかどうかです。具体的な質問に対しては**具体的な答え**が返ってきます。もし患者さんから知りたい情報が得られない場合、質問自体が具体的ではないのかもしれません。

診察を終えた後に、患者さんから何ら新しい情報が得られていない場合、質問が的確でないと考え、質問力を見直してみましょう。

Message

●質問力は、回答の生産性と具体性で判断する

●診察で新しい情報が得られない場合、質問を見直してみる

臨床医のコミュニケーションの悩みに

齋藤 孝はこう考える

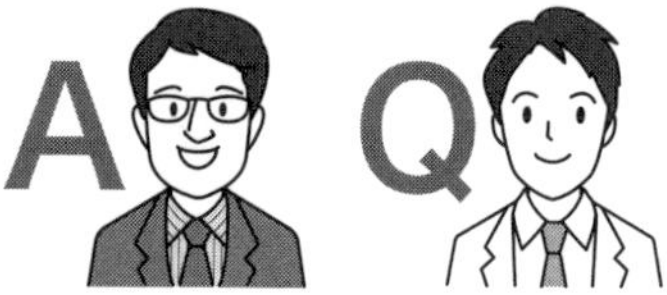

一人ひとりの患者さんに十分な診察時間はとれないのですが、短時間のやりとりで患者さんが「医師に傾聴してもらった」と感じるコミュニケーションのテクニックを教えてください。

「医師に話を聞いてもらった」と実感してもらうコツは、患者さんのテンポに合わせ、うなずきのしぐさと表情で共感を伝えることです。患者さんの立場になって気持ちを汲み取って共感すれば、そのようなしぐさと表情は自然に現れます。患者さんは医師のうなずきを「あなたの話をしっかり聞いていますよ」というサインと受け止めます。例えば、患者さんが症状を訴えているときは、うなずきと一緒に「なるほど。あぁ～、それはつらいですよね～」のようなフレーズを語尾をのばして、しみじみ感が出るように5秒ほどかけて言うのが効果的です。この5秒を意識して共感フレーズを使うことで、患者さんは話をよく聞いてくれる医師だと感じ、自分の訴えや存在を認めてもらった、理解されたという安心感を抱きます。

カール・ロジャーズの理論では、積極的傾聴（active listening）に関して共感的理解、無条件の肯定的関心、自己一致の3条件を中核条件として位置づけています。「無条件の肯定的関心」とは、患者さん一人ひとりが異なった考え方、価値観を持ち、感じ方も違うことを認め、相手を尊重することです。つまり傾聴では、患者さんの話を医師の先入観や個人的な見解で評価しない、否定しない姿勢をとります。「とはいえ」「そうはいっても」のような相手への共感と同調を妨げる否定的な言葉遣いは排除し、ただただ話を聞くのです。

患者さんの話し方のテンポがゆっくりしていると、途中で遮りたくなる場合もあると思いますが、そういうときは本書で紹介している「寄り添いつつずらす」テクニック（本書第2章6節参照）も活用し、相手の話を引き取って「傾聴してもらった」と患者さんが感じるように工夫するとよいでしょう。

臨床医のコミュニケーションの悩みに

齋藤 孝はこう考える

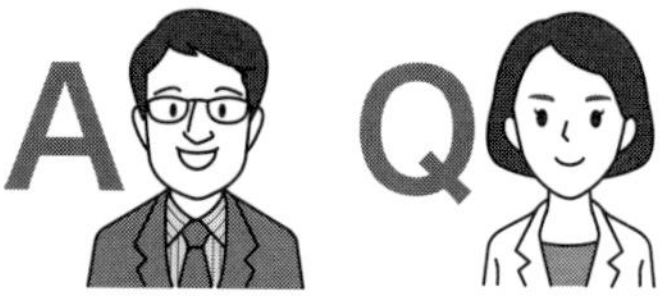

医学的な見解と、患者さんの訴えやニーズが必ずしも一致しません。患者さんのニーズの本質が医療の範疇にないこともあります。患者さんが関心を示さない（自分に関係ないととらえる）医学的な見解について、フォーカスしてもらうコミュニケーションのコツはありますか。

患者さんの訴えやニーズが医療の範囲から外れている場合、医療ニーズと大きくかけ離れていなければ、医学の専門家としてではなく一人の人間として対応するほうが、患者さんの満足度を上げ、結果として、本来の目的に沿った診察に導きやすくなると思います。また、一見病気と直接関係しない家庭や生活の問題でも、診察の参考になる情報を得られることもあるでしょう。逆に、医療の話に無理に誘導するのは、患者さんの不満感につながるおそれがあります。

医学的な見解や判断ではないことを明らかにするため「医師という立場から申し上げる意見ではありませんが…」と距離を置くような前置きをしたうえで、対等な立場にある人間として意見や助言を述べるようにすることをお勧めします。その際に大切なポイントは、患者さんに寄り添うことです。例えば、患者さんの訴えが対人関係の悩み、あるいは夫婦間の問題であった場合、「そういうことはよくありますよね」のようなフレーズで共感を示します。人生経験に基づいたコメントに患者さんは医師の人間味を感じ、信頼関係を構築するきっかけにもなるでしょう。

人生経験が患者さんと一致せず、夫婦の問題、子育ての問題はわからないという方には、人生経験の栄養剤として文学作品を読まれることをお勧めします。文学作品は人間観を広げ、人間の理解力を高める効果があります。忙しい方に勧めているのは、人間観察が鋭い太宰 治、芥川龍之介、谷崎潤一郎、向田邦子らの短編集です。小川洋子、宮城谷昌光の作品もお勧めです。一見医療と無関係な訴えにも誠意を持って対応すれば、医師—患者関係がよくなり、医学的な問題にも患者さんの関心を向けやすくなるでしょう。

第３章

医師の「伝達力」

情報を伝える
コミュニケーション術

1　医療情報の差が大きい場合の伝達手段

◆情報を絞り込み、内容を伝えよう

近年、医療現場においても、情報の送り手である医療専門家と受け手の患者さんとのあいだで、コミュニケーションギャップが問題となっているようです。情報の意味や意図の理解に関する不一致も原因の一つであると思います。コミュニケーションギャップの解消は、医療の質の向上、リスク管理における重要な課題です。特に、インフォームド・コンセント、患者さん自身による治療方針の決定において、専門的な医療情報を噛み砕いてわかりやすく伝えるという重要な役割を医療専門家は担っています。

しかし、医学的知識に関しては、**医師と患者さんのあいだで保有している情報の量や専**

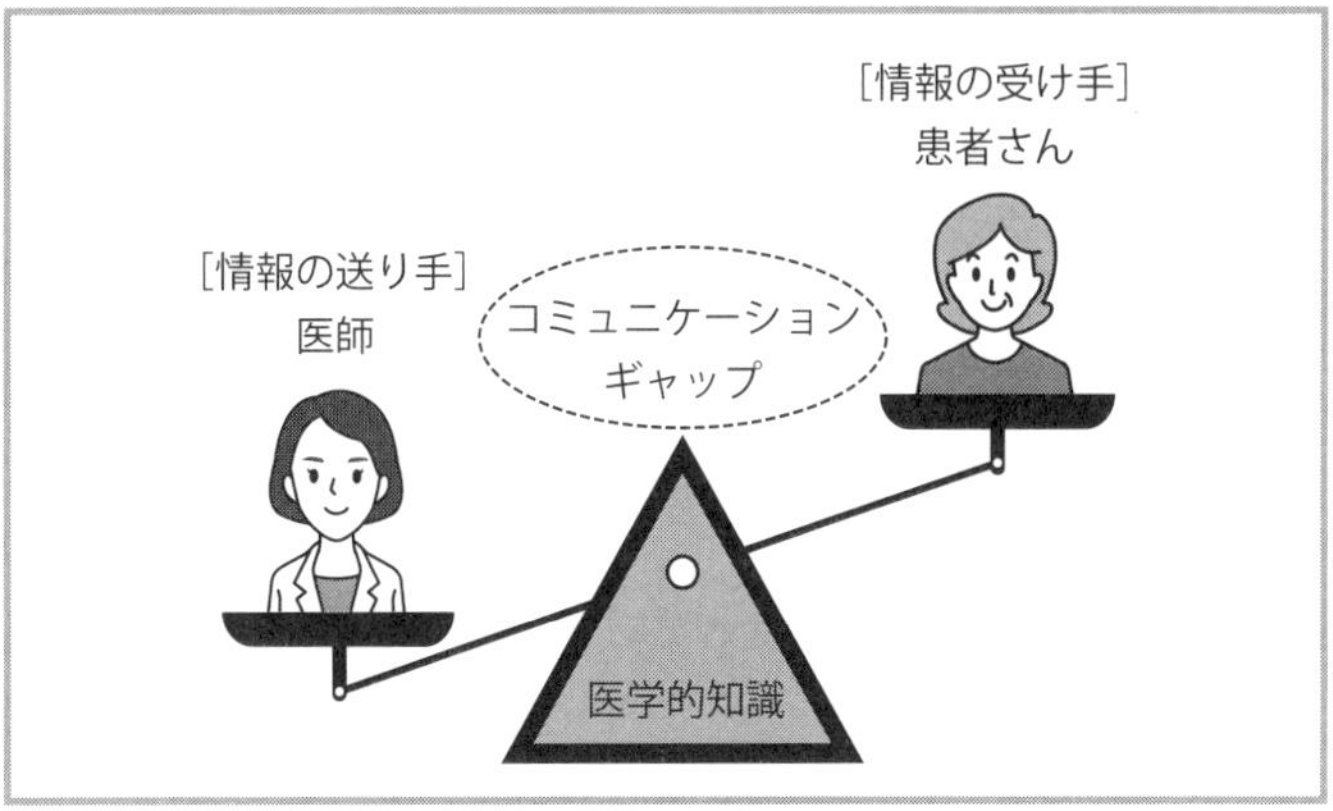

図 28：医師と患者さんは医療情報の差が大きい

伝達力

門的な語彙に大きな差があります（**図28**）。患者さんが理解できる方法で情報を伝えるために、本書第3章ではコミュニケーションの「伝達力」に焦点を当てます。

限られた診察時間において患者さんに診断や治療内容をわかりやすく説明し、理解を促すために情報を上手に伝えるテクニックを大きく4つにわけて紹介します。

第一の技は、受け取る側が情報過多とならないように、**患者さんの理解度に合わせて情報を絞り込み、わかりやすい言葉で伝える**ことです。しかし、そのためには患者さんの理解度を把握しなければなりません。そこで第二の技として、**相手の理解度を推し量る**方法が重要になってきます。医師が患者さんに説明するとき、患者さんのあいづ

- ✓ 患者さんの理解度に合わせて情報を絞り込み，わかりやすい言葉を使う
- ✓ 患者さんの理解度を推し量る
- ✓ 情報の要点をメモして患者さんに渡す
- ✓ 重要なポイントは患者さんに復唱してもらう

図29：医療情報の差が大きいときのコミュニケーションのコツ

ちゃうなずきといった反応も観察し、コミュニケーションが医師から患者さんへの一方通行にならないように注意しましょう。第三に、**情報の要点をメモして患者さんに渡す**ことです。これは視覚的な効果が期待でき、受け手が情報を整理する助けになります。第四に、情報を伝達した後に、患者さんに重要なことを**復唱**してもらうことです（**図29**）。これは説明した内容に対する患者さんの理解度の確認、そして指導に役立ちます。

◆身体コミュニケーションも活用する

本書第2章9節「共感を伝えるテクニック」で紹介した、医師の体の向きも伝達力を構成する要素に含まれます。画像診断のように医師と患者さんの双方が一緒に同じ画面を見ることができる状況は別として、医師が電子カルテなど

パソコンの画面を見る時間が長く、患者さんに向き合うことなく診断結果や治療経過などについて説明することは、伝達力の観点から好ましくありません。検査結果を患者さんに伝えるときに画面に表示された数値を見ながら話すことは必要だとしても、**ときおり上半身を患者さん側にひねり、胸を向ける**ようにして説明すると、患者さんは医師に対して誠意を感じ、医師の話に耳を傾け、理解が深まりやすくなると思います。また、言葉で情報を伝える場合でも**アイコンタクト**を忘れないようにしましょう。

Message

- 医師と患者さんでは、医療情報の質・量、語彙に大きな差がある
- 患者さんの知識量・理解度を把握しながら話を進める
- 受け手側の反応を確認しながら話を進める

伝達力

2 患者さんの理解力に合わせた情報の絞り込み

◆必要性と優先度を考えて情報を絞り込もう

医師は一定水準以上の医学知識を持っているのに対して、患者さんの医療に関する知識と理解力には個人差があります。医師が患者さんの許容量を超える情報を詰め込んで提供すると、受け手はその内容を理解できなくなってしまいます。患者さん一人ひとりに合わせて医療情報を伝えることが求められます。

テクニックの一つとして、まず、**伝える情報の量と質（難易度）を相手に合わせて加減**することです（**図30**）。患者さんにとってどの情報が必要なのか、優先度も考えて情報を絞り込むようにしましょう。例えば「このお薬は今回初めてお出しします。副作用が起こるかもしれません。特に注意していただきたい副作用は、○○と△△です」のように、情

【情報の量と難易度を加減】

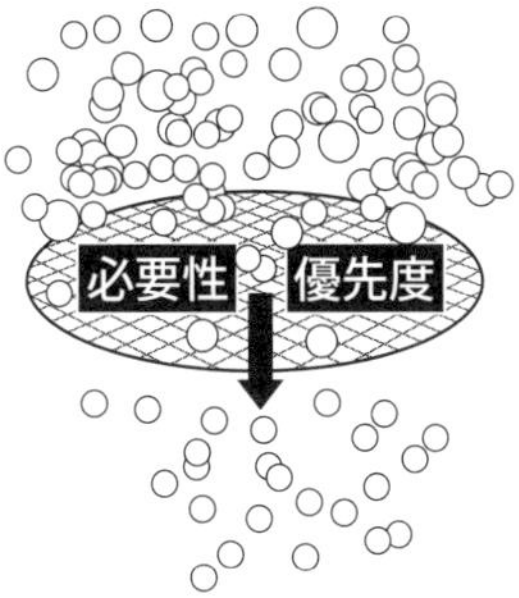

理解しやすい内容と表現を用いる

◆難しい医学用語→平易な言葉に言い換える

ほぐすような言い換え
「薬剤の吸収が低下する」
→「薬の効き目が悪くなる」

◆絞り込み感を示す

「この薬には副作用があります。
特に注意していただきたいのは
○○と△△です」

◆ソフトな口調、落ち着いたテンポで説明

図 30：患者さんの理解力に合わせて情報を絞り込む

報の絞り込み感を示しながら説明すると効果的です。

逆に、専門用語を多用すると、患者さんは羅列のように感じられ頭に入らないばかりか、共感の乏しい医師というイメージを与えかねません。また、話が合理的すぎたり、一気に説明すると、機械的で冷たい印象を与えやすくなります。ソフトな口調で、落ち着いたテンポで説明するとよいでしょう。

◆わかりやすい言葉に置き換えよう

患者さんに情報を伝えて十分に理解してもらうためには、**受け手にとって理解しやすい内容と表現を用いる**ことです。そのためには、**難しい医学用語は、平易な言葉を使って日常用語に言い換える**ことが必要です。

例えば「薬剤の吸収が低下する」→「薬の効き目が悪くなる」、「鼠径部」→「太ももの内側の付け根」、「寛解」→「症状がやわらぎ、落ち着いた状態」のように言い換えることができるでしょう。

このように、**ほぐすような言い換え**をすると、患者さんに「説明がわかりやすい親切な医師」という印象を持たれやすくなると思います。

Message

●患者さんの知識・理解力に合わせて、医師は情報の量・質を加減
●受け手にとって理解しやすい表現を用いる

伝達力

3 患者さんの理解度を推し量る方法

◆質問と回答をもとに、患者さんの理解度を把握しよう

患者さんに医療情報を伝える場合、その人の理解力に合わせて情報を絞り込み、わかりやすい言語表現を用いることが求められます。そのためには、患者さんが医師の話をどの程度まで理解できるか、理解しているのかを診察中に把握しなくてはなりません。

何度も診察した患者さんの場合、理解力はおおむねわかっていると思います。初めて診察する患者さんの場合、年齢などの患者情報、診察中の受け答えなどから相手の知識、理解力を推測することが多いのではないでしょうか。

たとえ、患者さんの理解力が高く、情報が伝わっていると推測できる場合でも、専門性の高い医療情報を伝えるときは、その過程で受け手がどの程度理解しているのかを推し量

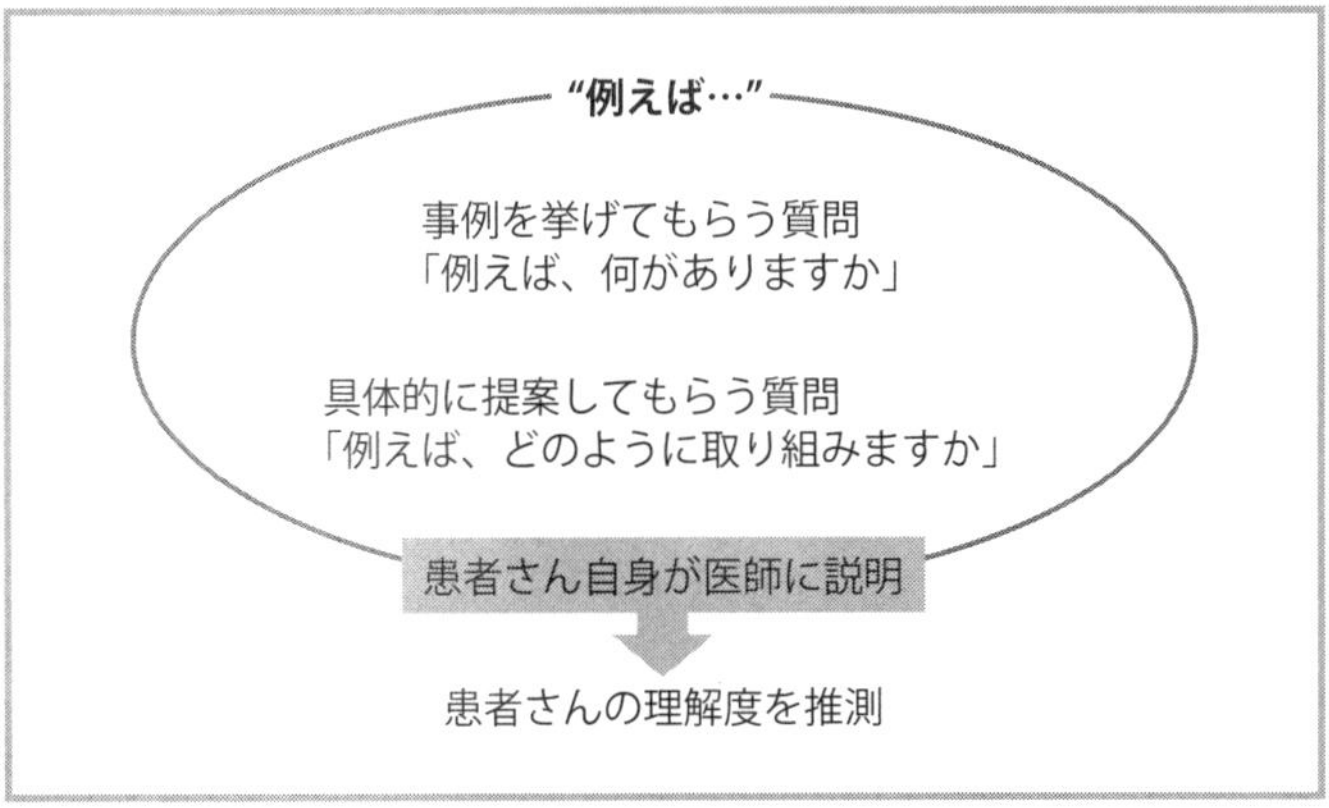

図31：患者さんの理解度を推し量る

る作業が必要になるでしょう。

患者さんの理解度を推測する方法の一つは「例えば、何がありますか」「例えば、どのように取り組みますか」のように、**患者さん自身が事例を挙げて医師に説明する質問**を投げかけ、患者さんがそれに答えられるかどうかを確かめることです**（図31）**。

一例として、メタボリックシンドロームの患者さんにその病気の影響（リスク）について説明し、生活習慣の改善策を紹介している場面で、医師が「**例えば**、どれから取り組みたいですか」「**例えば**、どれならすぐに始められますか」と質問して、「え！　例えばですか？　え〜と…」と返答に苦慮する患者さんは、生活習慣改善の意義を十分に理解できていなかった可能性が考えられます。

「メタボリックシンドロームは食べ過ぎや運動不足など、健康によくない生活習慣が原因であり、脳・心血管病、糖尿病が起きやすくなるから、生活習慣の改善が必要ですよ」と医師が話しても、患者さんが具体的に回答できないのは、**自分の身に引きつけて**聞いていないからです。

ただし、白紙に近い状況で唐突に「例えば、どのような方法があると思いますか」とゼロから考えさせるような質問を出しても、相手は答えに詰まってしまうため、患者さんが提案しやすいようにヒントを出しながら、自分の身に引きつけて回答を導ける質問を考えましょう。

例えば、健康によいと勧められている運動の種類と量を示す場合、「運動Aは△△、運動Bでは□□です。○○さんは、どのような運動に興味がありますか。1週間に何回くらいできそうですか」のような質問にすると、患者さんも答えやすくなります。そして患者さんから回答が得られた場合は、より掘り下げた運動指導へと話をスムーズに進められるでしょう。

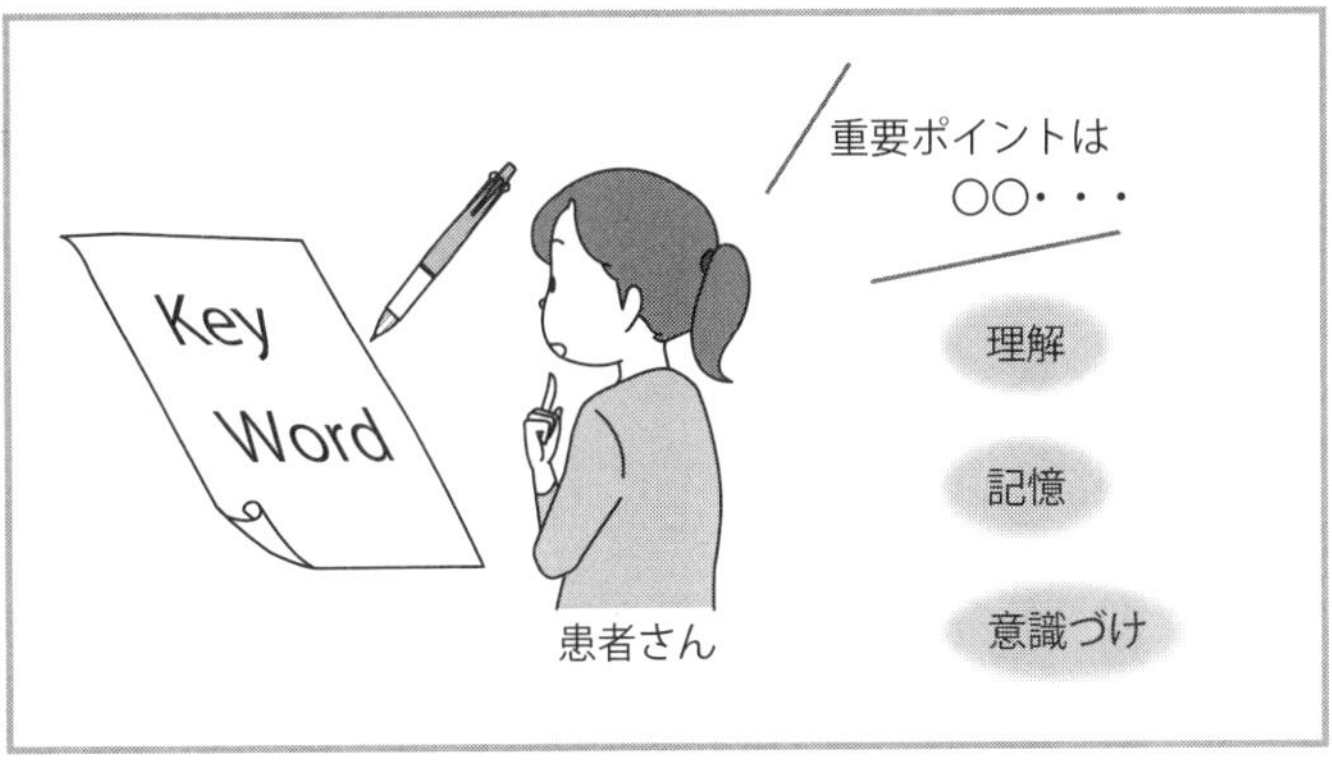

図32：重要ポイントは患者さんも復唱

◆復唱で意識づけ、動機づけを図ろう

理解を促すためには、**理解してほしいことを患者さんに声に出して言ってもらう**、いわゆる「**復唱**」もお勧めします。復唱とは、命じられたことや受けた指示などを確認するために、キーワードを繰り返して言うことです。診察に置き換えてみると、患者さんに最も理解いただきたいことを3項目選び、キーワードや標語のような短い語句を紙に書いて、それを患者さんに復唱してもらいます。**声に出して言うと記憶に残りやすく、患者さんの意識づけ、動機づけにもつながる**でしょう（**図32**）。

同様の事例としては、薬剤を服用するタイミング、一緒に摂取してはいけない薬剤や食品なども、安全管理の点から復唱方式はお勧めできると思います。

学校教育の場と異なり、診察室で復唱する経験は少ないかもしれませんが、医師が先導すると患者さんは自然と言いやすくなるでしょう。

Message

- 「例えば」というフレーズで患者さんの理解度を推し量る
- 重要なことは患者さんに復唱してもらう

4 情報の要点をメモして患者さんに渡す

◆重要事項をメモに残して情報をわかりやすくしよう

医師が診断や治療について平易な言葉で患者さんに伝えても、その患者さんにとって初めて知る内容であれば、1回聞いただけでは十分に理解できないこともあります。診療の質を高めるためには、視覚的な効果のあるコミュニケーション技術を取り入れることが有効です。その方法の一つとしては、解剖学的な情報の伝達に使われる人体骨格・内臓模型、最近ではCGによる3D人体モデルなどが挙げられます。

一方、情報の種類によっては、このような「モノ」を用いずに患者さんの理解と記憶に役立つ伝達方法があります。それは**「情報の要点」をメモに書いて患者さんに渡す**というシンプルな方法です。メモは**キーワード**、**短い語句**、あるいは**簡単な図**でも構いません。

伝達力

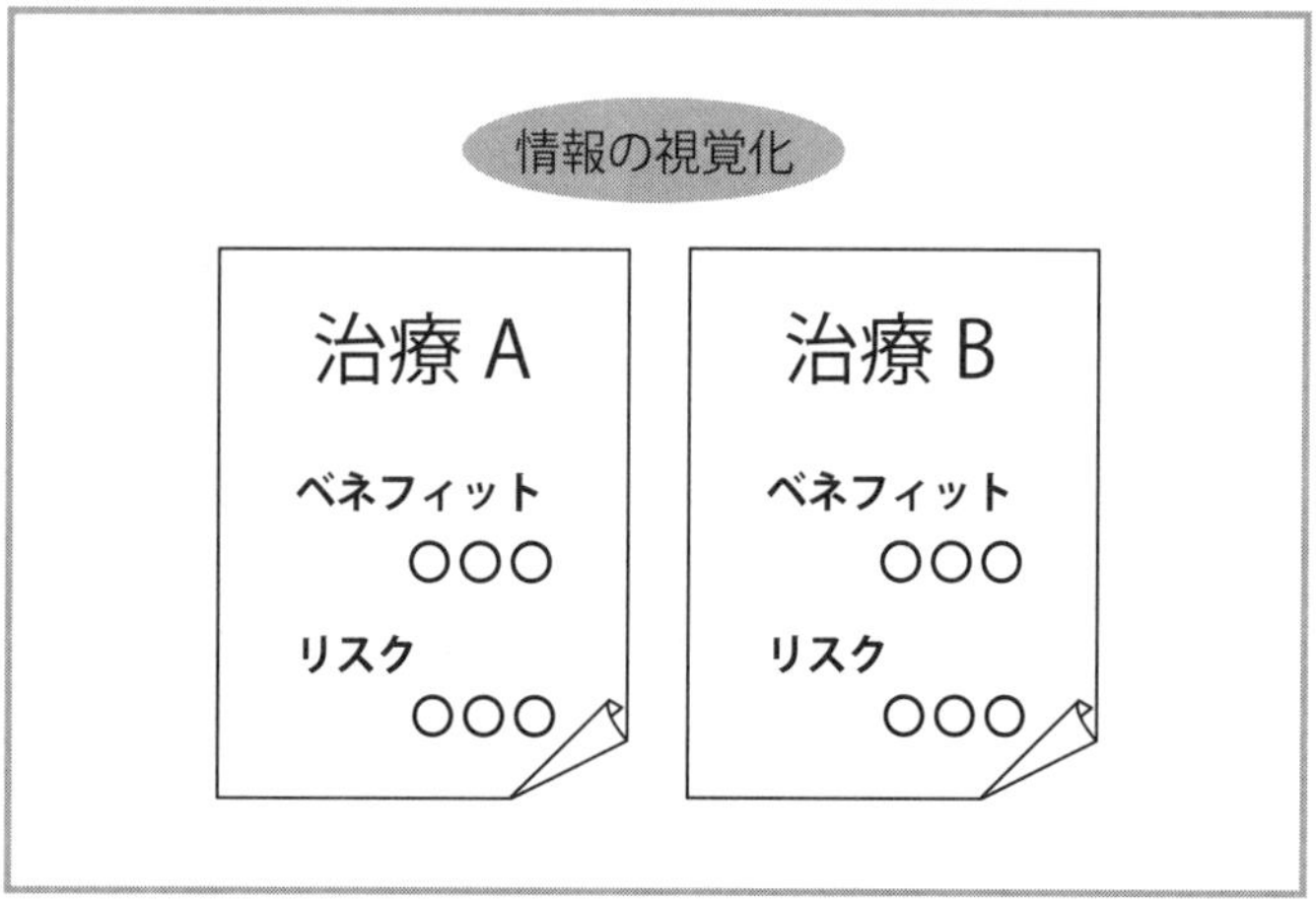

図 33：情報の要点はメモに書いて患者さんに渡す

例えば、治療方針としてA、Bの2種類のアプローチを提案し、患者さんにどちらかを選択してもらう場合、それぞれのメリットとデメリットを口頭で説明しながら重要な点をメモに書いて手渡すと、患者さんはメモを見ながら聞いた内容を整理でき、本人により適した治療アプローチを選びやすくなります。耳から聞いた情報だけでは混乱してどの治療にするのか迷ってしまう患者さんでも、メモを使って視覚的に補助することで落ち着いて判断していただけると思います（**図33**）。

英語の「memo」は「memorandum」の略号で、語源のラテン語では「記憶している」「覚えておくこと」を意味します。メモをとる（make a note）の「note」の語源は「マー

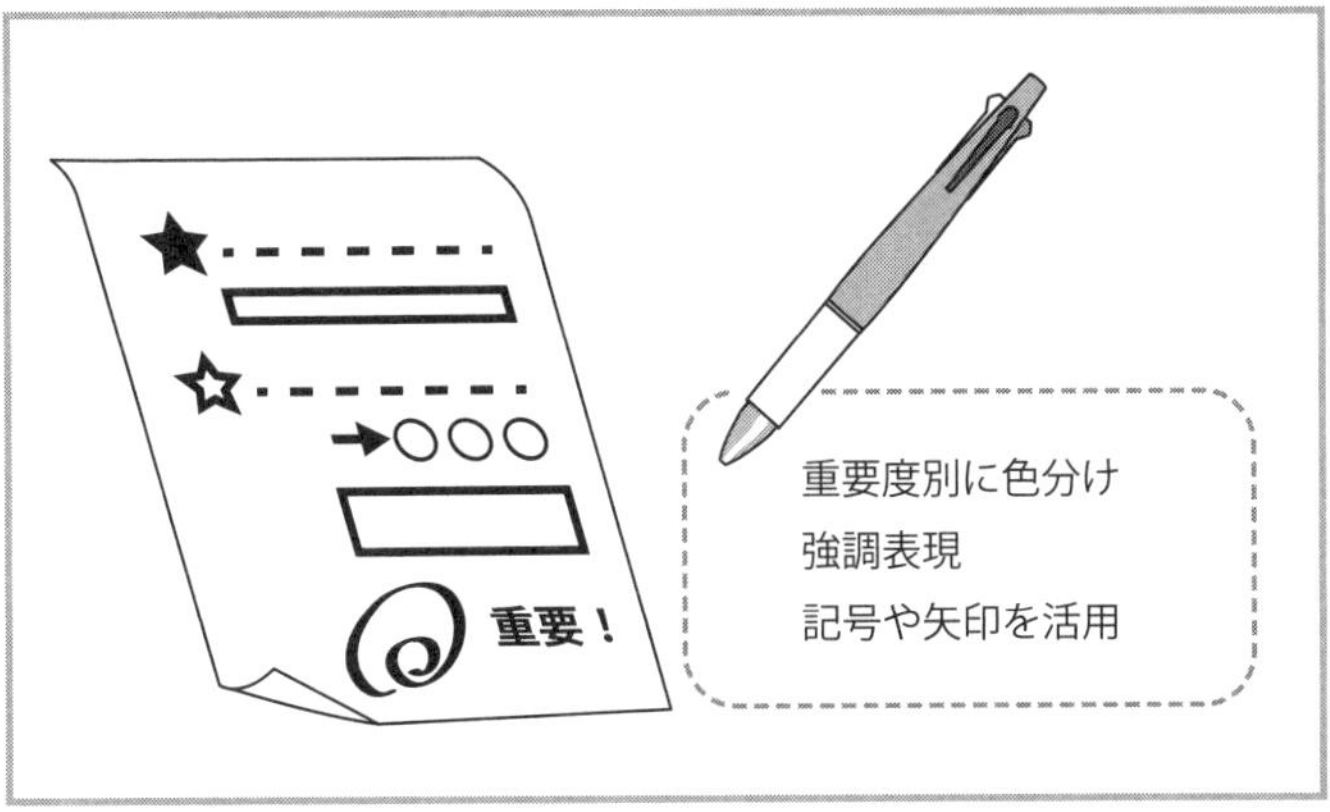

図 34：3 色ボールペンでマーキング

ク、特徴」であることからも、メモは相手に注目や注意を促し、記憶してもらうために有効です。メモの有用性について本書第2章「質問力」でも紹介しましたが、情報伝達の手段の一つとして役立てていただければ幸いです。

◆重要度別に3色ボールペンでマーキングしよう

メモ書きと同様に、情報伝達に有効な方法はもう一つあります。それは**マーキング**です。

このテクニックを応用しやすい場面の一つとして、診察で検査結果を説明するときにも役立つでしょう。例えば、血液検査のデータを、検査表を見せながら患者さんに説明する場面では、ずらりと並んだ検査項目の中からフィードバックすべき数値を伝える必要があります。異常値が赤字で印字されていても、患者さんの目には項目の羅列に見えて、理解しにくい可能性があります。

このような状況で役立つツールとして、**3色ボールペンの活用**をお勧めします（**図34**）。3色ボールペンは、本書第2章4節「話を聞きながらメモをとる」で、視覚的に強弱をつける道具として紹介しました。同様に、情報伝達の際も便利に使えます。

重要性の度合いによって色分けをします。例えば、赤い色はよく目立つので最も重要な検査項目は赤丸、次に重要な項目は青色で囲む。今は問題なくても今後気をつけてほしい項目、あるいは前回よりも改善した項目は緑色で囲む、といった使い方をすることができます。数値の変化を「⬆」「⬇」のような矢印で示しても、視覚的にわかりやすくなります。患者さんが頑張ってよくなった数値があれば、三重丸で囲む、「！」マークで強調し、場合によっては「○○に注意しましょう」と注意を促す書き込み、あるいは励ましの言葉を余白に添えると、患者さんに寄り添ったイメージも伝わると思います。

3色ボールペンは**情報の優先順位、強弱**をつけるのに便利なだけではなく、色の切り替えで患者さんの意識を高めることもできます。

3色ボールペンを使って丸で囲む、あるいは語句や文章に下線を引くと、そこが浮き立っ

て見えるため、患者さんの目に留まりやすくなります。例えば、喘息の患者さんに吸入器を用いる喘息治療薬を初めて処方し、吸入器の説明書を使って吸入指導をする場合、説明しながら特に重要な箇所に「ここはとても大切なことが書いてあるので、線を引っ張っておきますね」と言ってから下線を引くと、患者さんの注意を促すことができます。患者さん向けのパンフレットを用いて、さらに一工夫することで、医療の質と同時に医師のイメージもアップしていくでしょう。

Message

●情報の要点（キーワード、短い語句、簡単な図）をメモして渡す
●マーキングは視覚的な補助となり、情報が浮き上がって伝わる

5　3回繰り返すとメッセージが定着する

◆キーワードは3回繰り返そう

時間が限られた診察で情報を効率よく伝達するための効果的な技があります。それは、テレビCMで使われる**メッセージの繰り返し**です。

テレビCMは約15秒の時間制限のなかで、視聴者に商品を印象づけて購買行動に結びつけることがカギです。映像、音、言葉が有機的に構成されており、商品名の連呼、音楽や広告文（キャッチコピー）を反復するなど「繰り返し」の効果をたくみに活用しています。

このような広告表現には、アメリカのサミュエル・ローランド・ホールが提唱した「AIDMA（アイドマ）の法則」などが応用されています。AIDMAの法則は、広告・宣伝において消費者が商品を知って購入に至るまでの5つの心理プロセス「注目：Attention」

↓「関心：Interest」↓「欲求：Desire」↓「記憶：Memory」↓「行動：Action」の頭文字を取ったものです。これらの心理プロセスに、「繰り返し」は効果的に働くのです。

一度「繰り返し」の手法に注目して、テレビCMをご覧ください。例えば、商品のキャッチコピーが3回繰り返し呈示される、CMソングが3回に分けて流れる、商品のクローズアップ映像が3回表示されるといったCM作品が多くあります。

このように、特定のメッセージを3回繰り返す手法は、サブリミナル的な効果を介して、受け手の記憶に浸透すると考えられます。

◆「繰り返し」を診察に応用してみよう

一歩踏み込んで、診察に「繰り返し」の手法を応用する方法を考えてみましょう。例えば、診断や治療に関する説明で、患者さんに最も伝えたい情報のキーワードを3回繰り返すと、メッセージ性が高まり、印象づけが期待できると思います。キーワードを診察の最初・中間・最後と反復するという使い方もあるでしょう（**図35**）。

患者さんの短期的な到達目標に沿って、キャッチコピーを考えてみることもよいでしょ

短時間でメッセージを3回繰り返す

AIDMAの法則
- 注目：Attention
- 関心：Interest
- 欲求：Desire
- 記憶：Memory
- 行動：Action

↓

診察に応用

例）
- ・情報を繰り返す
- ・キーワードを診察の最初・中間・最後と反復
- ・キャッチコピーを考える
- ・患者さん自身にメモに書いてもらう　　など

図35：「繰り返し」効果を利用した情報伝達

う。キャッチコピーは、患者さんが復唱して口ずさみやすいように、語呂をよくするのがお勧めです。

対話で繰り返すだけでなく、キーワードや短い語句を患者さん自身にメモで3回書いてもらう方法もよいと思います。**繰り返すことで、相手の注目と関心が高まり、記憶に残りやすくなる**のです。

時間が限られた診察で効率よく情報を伝達するために、メッセージの繰り返しによる効果を活用してみましょう。

Message

●テレビＣＭの手法「繰り返し」を応用して情報を印象づける
●「繰り返し」は注目、関心、記憶、動機づけに役立つ

伝達力

6 医師の話をわかりやすく伝える

◆大技・小技を上手に組み合わせよう

患者さんに専門的な医療情報を説明する場面で、話がわかりやすくなる伝え方についてみていきたいと思います。

まずは**患者さんの理解力を推測**し、それに合わせて**情報量を加減**し、表現の仕方を考えます。**話の構成と順序、いわゆる文脈のわかりやすさ**も重要です。話の流れを整え、フローチャートが頭に浮かぶように段階的に話を進めていくとよいでしょう。そして、情報の必要性や優先度を考えて、盛り込む内容を絞り込み、患者さんが話の重要なポイントに集中しやすいように工夫します（**図36**）。

情報を一方的に送り続けないように、話の間を適度にとり、復唱による理解度の確認を

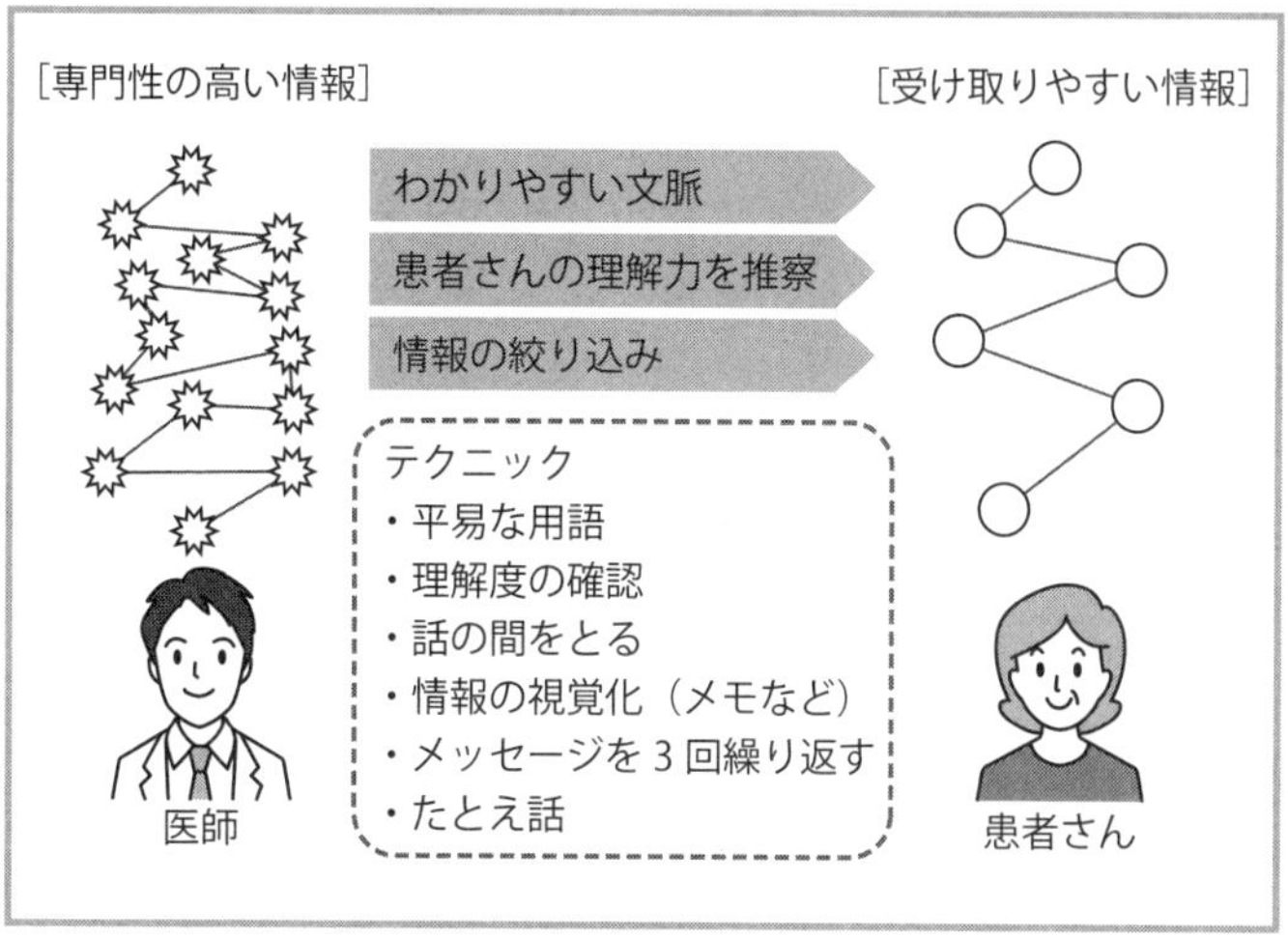

［専門性の高い情報］
［受け取りやすい情報］
わかりやすい文脈
患者さんの理解力を推察
情報の絞り込み
テクニック
・平易な用語
・理解度の確認
・話の間をとる
・情報の視覚化（メモなど）
・メッセージを3回繰り返す
・たとえ話
医師
患者さん

図36：医師の話をわかりやすく伝える

行いましょう。話の間を取ることにより、患者さんに考える時間を与えることができます。難しい情報ばかりをキャッチボールしていると緊張状態が続き、患者さんの集中力が低下しやすくなります。リラックスする一瞬を挟み、話にメリハリをつけるとよいでしょう。情報の理解度は「例えば？」と質問して、相手に具体的な事例を提案してもらうことで推測できます。

また、話の中で強調したいことがあれば、その言葉をやや大きな声で話すようにすると、患者さんに重要な内容が伝わりやすくなります。「緊張」と「弛緩」を意識したテクニックです。さらに、ビジュアルツールを使用するとわかりやすさが向上しま

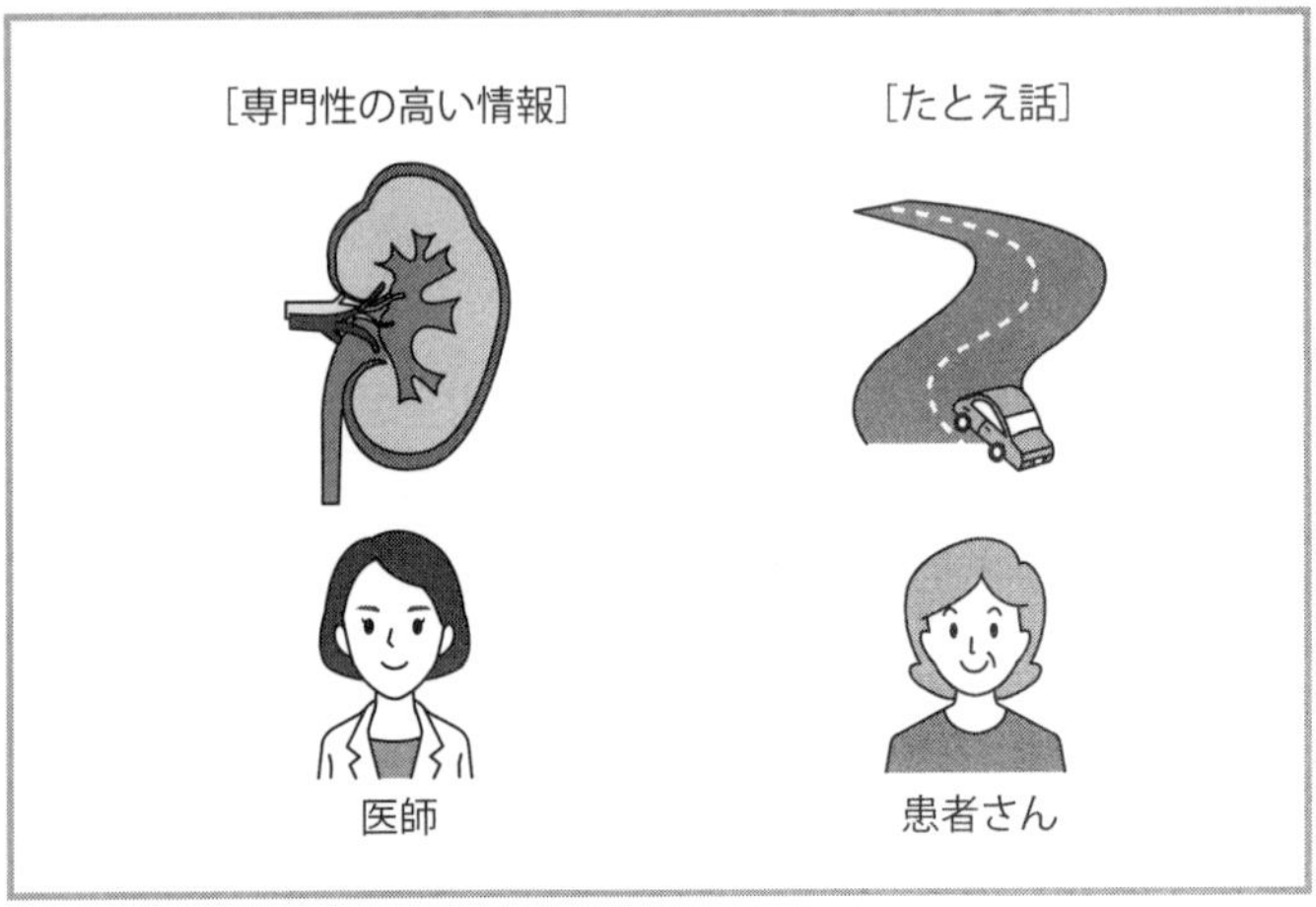

図 37：医学的な説明の補助として「たとえ話」を活用

す。多色ボールペンによるマーキング、説明しながらキーワード・短い語句・簡単な図をメモに書いて渡すといった小技を複合的に取り入れます。キーワードや短句を3回反復する「繰り返し」の手法を用いて印象づけを行いましょう。

◆「たとえ話」を利用して聞き手の理解を手助けする

難解な医学用語は、日常的な言葉に置き換えることで、患者さんにもイメージしやすくなります。それを発展させ、必要に応じて**たとえ話（比喩）**を利用すると、よりわかりやすくなることがあります。

例えば、禅では、抽象的な概念を何かにた

とえて説明します。すると聞き手は、想像力を働かせて情報をイメージ化し、理解しやすくなります。この方法を医療にも応用してみましょう。

医療の情報は専門性・難易度が高く、患者さんにとってキャッチしづらいことがあります。そのようなときは、医学的な説明の補助として、医師がたとえ話を付け加えて説明することで、患者さんの理解を促すことができるでしょう。

医師が「○○さんの腎臓の状態を車の運転にたとえると、高速道路を使って広島市から横浜市までノンストップで、△年間走り続けてきたような状態です。幸い、今まではエンジンなど車に異常はなかったのですが、さらに運転を続けたらどうなるでしょうか。運転手も車も疲れているので、いつ事故や故障が起きてもおかしくないですよね?」と話すと、患者さんは自分の身体が危険な状態に向かっていることを直観的に理解できるのではないでしょうか（**図37**）。

普段の診察で患者さんへの説明で苦労している内容があれば、たとえ話を用意しておきましょう。診察で使うと、患者さんは「わかりやすい」という印象を抱くはずです。たとえ話は、患者さんにとって理解しやすいだけでなく、記憶しやすいというメリットもあります。

伝達力

医師が持っている情報は膨大で専門性が高いからこそ、患者さんへの伝え方を工夫するだけで、患者さんにとってわかりやすい話にすることができます。そのアイデアは、日常の中にも存在しているのです。

Message

- ●相手の理解力に合わせて、情報の量と質、表現を考える
- ●マーキング、復唱、メモ書き、「繰り返し」などの技を使う
- ●たとえ話を使って、患者さんの理解を手助けしよう

臨床医のコミュニケーションの悩みに

齋藤 孝はこう考える

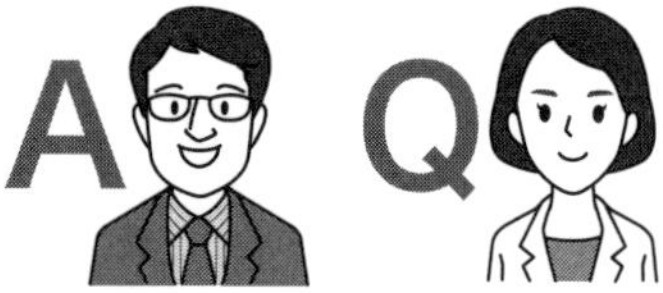

医師は患者さんの自己決定に導くために病状説明と選択肢を提示します。一方、患者さんは医師に最善策を示して完治してほしいと考えていることがあります。治療目標などゴールの乖離を埋め、患者さんの満足度を高めるコミュニケーションのテクニックを教えてください。

選択の判断が特に難しい場合、患者さんは自分で決定することを避け、専門家である医師の意見に頼る傾向にあるようです。このような状況で大切なことは、患者さんと医師が一緒に考えて、意思決定を共有することです。そのためにまずは、A4サイズの白い紙を用意しましょう。その紙に目標とそれを達成するための手段（治療）、予想される将来（予後）を書き込み、マップを作成します。例えば、「目標はここを目指しましょう。治療法としてはA（手術）、B（放射線療法）、C（化学療法＋経過観察）の3種類があります。それぞれのメリット、デメリットはこのようになります」と説明します。それぞれの治療から矢印を引っ張り、予想される将来（予後）を書いて提示します。このとき注意するポイントは、医師の主観や好みを入れずに科学的エビデンスに基づくことです。例えば、保存的治療が候補になっている場合、「選択は可能であるが、病状が悪化する可能性もあり、その予測は難しい」と紙に書きながら説明し、3色ボールペンを使って重要なことを色づけすると、情報を効果的に伝達でき、患者さんの理解にも役立ちます。

会話だけで患者さんと向き合うのではなく、一緒に紙を見ながら将来を考えることで意思決定を共有しやすくなるというメリットがあります。さらに手書きで書いた紙を患者さんに手渡すと、医師の誠意と親切さも伝わります。時間が制限される診察で白紙からすべて手書きで対応するのが難しい場合は、ひな型として代表的ないくつかのパターンをパソコンで作成・印刷して、あらかじめ用意しておくこともお勧めです。そのひな型に、個々の患者さんに合わせて情報を書き加えていく方法をとれば、治療選択のマッピングとして役立つでしょう。

臨床医のコミュニケーションの悩みに
齋藤 孝はこう考える

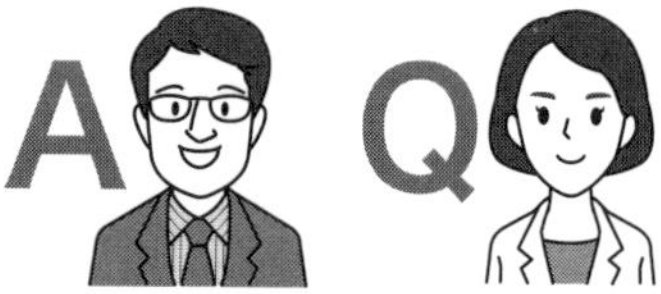

患者さん本人と家族で理解度や価値観が異なる場合に、上手に結論を導いて合意に至る方法はありますか。

意見の一致・不一致は「患者さん＝医師≠(not equal) 家族」と「患者さん≠(not equal) 医師＝家族」の2通りが考えられます。

まず、患者さん本人と医師の意見が一致しているが、家族の理解が得られない場合、診察に家族も同席して今後の方針を一緒に考えてみるとよいでしょう。白い紙を用意して、医師が紙にアプローチのメリットとデメリットを書き込みながら説明すると、言葉だけの説明よりも相手への説得力が増す効果が期待できます。それでも合意に至らない場合、ある程度の期間を区切って先にどちらかの治療を試し、効果を評価して、必要であれば別の治療法を検討する方法を持ちかけると、家族も納得して治療を開始しやすいでしょう。

もう一つのケース、ご家族と医師の意見は一致しているが、患者さんの意見は違う場合です。同じように、まずアプローチのメリットとデメリットを医師が紙に書き、意見の対立点を明確にします。その上で「ご家族ともう一度よく話し合ってから、最終的な判断をお聞かせください」と提案して、家族間の話し合いが進めば、合意に至りやすくなるでしょう。

このように検討対象のメリットとデメリットを対比させて説明する方法は、説明責任の点でも好ましいといえるでしょう。なお、診断法や治療法の選択において医師の意見を述べたり、どれを推奨するかを話す場合、医師の選好や主観に基づくのではなく、臨床試験の結果や統計データ、ガイドラインの見解を踏まえることが前提になると考えられます。

臨床医のコミュニケーションの悩みに

齋藤 孝はこう考える

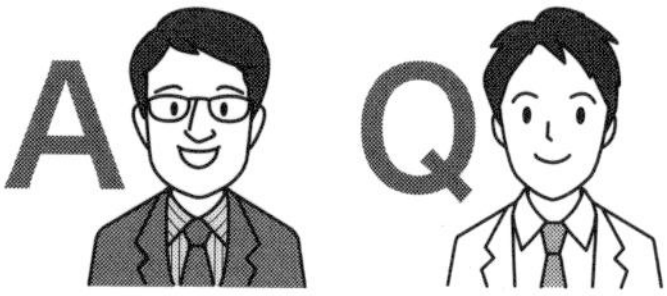

患者さんが情報を自分の都合のよいように解釈する場合（例えば、医療の限界を理解せず、治療すればすべての病気は回復すると認識しているなど）、正しく情報伝達する方法はありますか。

人間は物事を自分に都合よく考え、とらえる傾向があります。例えば、難しい病気と診断されても完治すると考えている患者さんに言葉だけでいくら説明しても、医師と患者さんの医学的知識の差は大きいため、伝わりづらいこともあるでしょう。

このような場合、情報を可視化して伝える手法が効果的です。例えば、ある治療の有効率を説明する場合、その患者さんと同様の集団を対象にした臨床研究のデータを用いて、治療で治る患者さんの割合と治らない患者さんの割合を円グラフなどで示します。もし治らない患者さんの割合が80％であれば、絶対に治ると思っている患者さんでも医療の限界と自分の状況を正しく認識しやすいはずです。言葉は文脈とニュアンスによって、肝心なところがうまく伝わらないこともあります。図化はそれを補う方法として、患者さんと共有しやすく、情報を客観的に伝達できる手段です。簡単な図で構いません。口頭だけでは納得されない患者さんでも視覚的な補助ツールを使えば理解を得やすいでしょう。

重症度分類や病期なども、図の使用によって患者さんの認識のずれを修正しやすいと思います。生命に関わる病気の予後については、例えば1年、5年生存率の数値を言葉で説明するだけでなく、生存率曲線のグラフも有益と考えられますが、統計データは一般の人には理解が難しく、かえって誤解を招くこともあります。例えば人の絵文字を用いたピクトグラムを一緒に用いながら「中央値」の意味を説明するなど、一工夫すると患者さんに伝わりやすいでしょう。

第４章

医師の「雑談力」
心を通わせるコミュニケーション術

1 雑談は短く

◆診察の最初に短い雑談的対話をしよう

診察では診断や治療に有用な情報の入手・提供を主目的として、コミュニケーションが行われていると思います。一方、主目的に直結しないものの、過程を補助するコミュニケーション手段として使えるのが「**雑談**」です。

雑談は、**さまざまなとりとめのないことを気楽に話し合う**ことです。はっきりした目的のない情報伝達と思われがちですが、**人間関係を温めてお互いに話しやすくなる潤滑油のような働き**があります。雑談は社会的コミュニケーションとして、重要な役割を担っています。

診察での雑談は、患者さんの気持ちをほぐす準備運動として、診察の冒頭で取り入れて

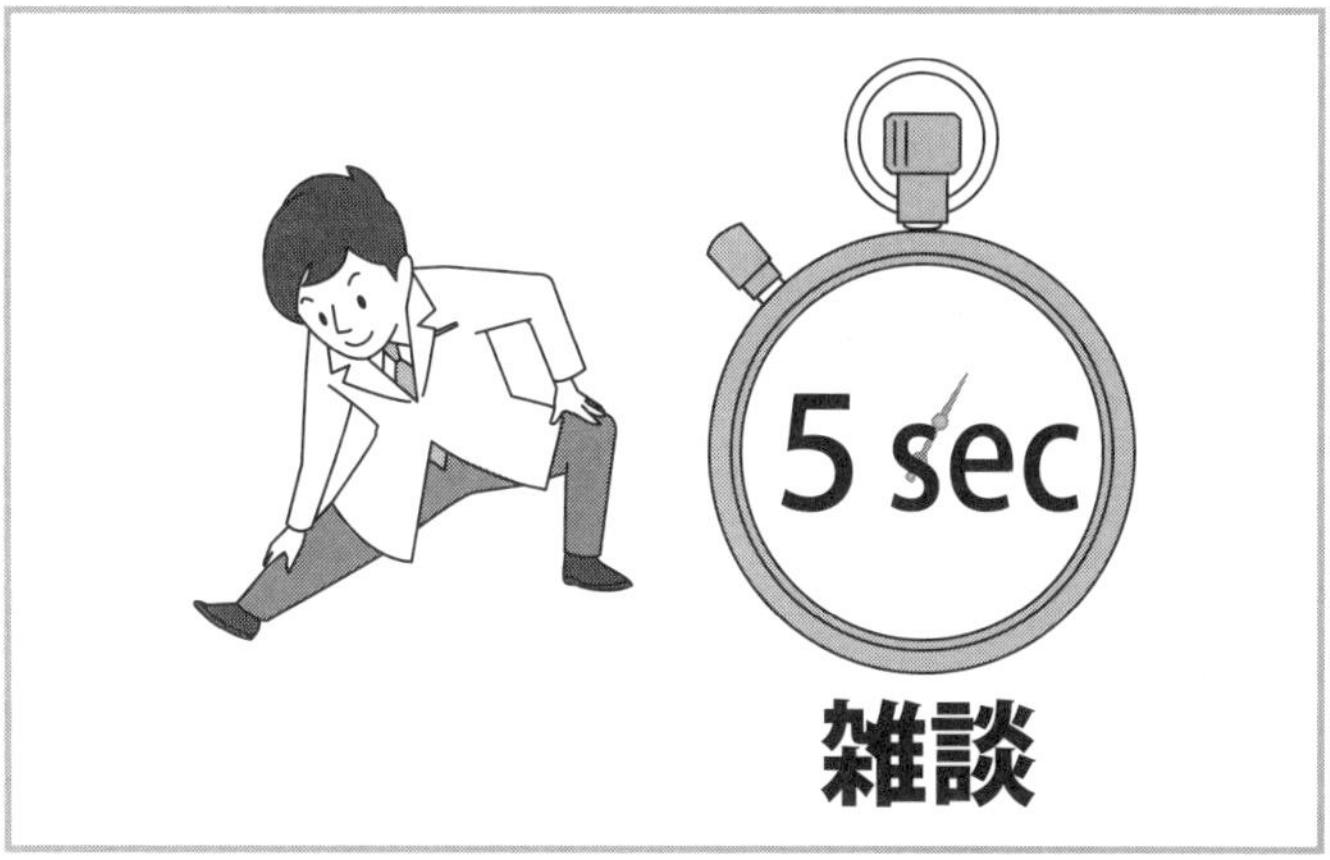

図 38：雑談は患者さんの気持ちをほぐす準備運動

みることをお勧めします（図38）。診察の最初から問診に入らずに、まず雑談から入ることで、患者さんの緊張はとれて、コミュニケーションを円滑に進めやすくなるでしょう。ただし、時間が制約された診察での雑談ですから、その長さは5秒くらい、長くても15秒で十分です。際限なく話が広がってしまわないように、コントロールできる雑談力が必要です。診察における雑談は「無用の用」のコミュニケーションといえるでしょう。

しかし、雑談的な対話に苦手意識を持つ人も少なくありません。特に、初診や診察回数が少ない患者さんのように相手と打ち解けていない段階では、その人の個人的な情報が少ないため、雑談で何を話したらよいのかわからないという問題が出てきます。

　このような状況では「先日の地震は大きかったですね。○○さんのお宅は大丈夫でしたか」のような**共通性の高い話題**、特に**患者さんのことを案じている内容**が好ましいでしょう。雑談的な対話をできることは、医師の人間的な幅を示すことにもつながります。日頃から意識して練習すると、雑談力を高めることができると思います。

Message

●診察の冒頭に5～15秒雑談すると、患者さんの気持ちがほぐれる

2 雑談をして一対nから一対一へ

◆医師―患者関係に「個人―個人のつながり」を加えよう

雑談は対人関係の構築や維持の役割があります。コミュニケーションを円滑にする効果だけでなく、**医師―患者関係に「個人―個人のつながり」**を加える心理的な効果もあります。

一対一の関係性をつくるには、相手に対して個人的な関心を寄せることが大切です。雑談を盛り盛り上げるポイントは、**相手の関心事に目を向ける**ことです。趣味、食生活、ペットを含めた家族、家庭環境、仕事などについて、患者さんから聞いた情報があれば、雑談に活用してみましょう（**図39**）。例えば「最近、ゴルフのスコアは伸びていますか」「前回、フランスを旅行するとおっしゃっていましたが、いかがでしたか」という具合です。

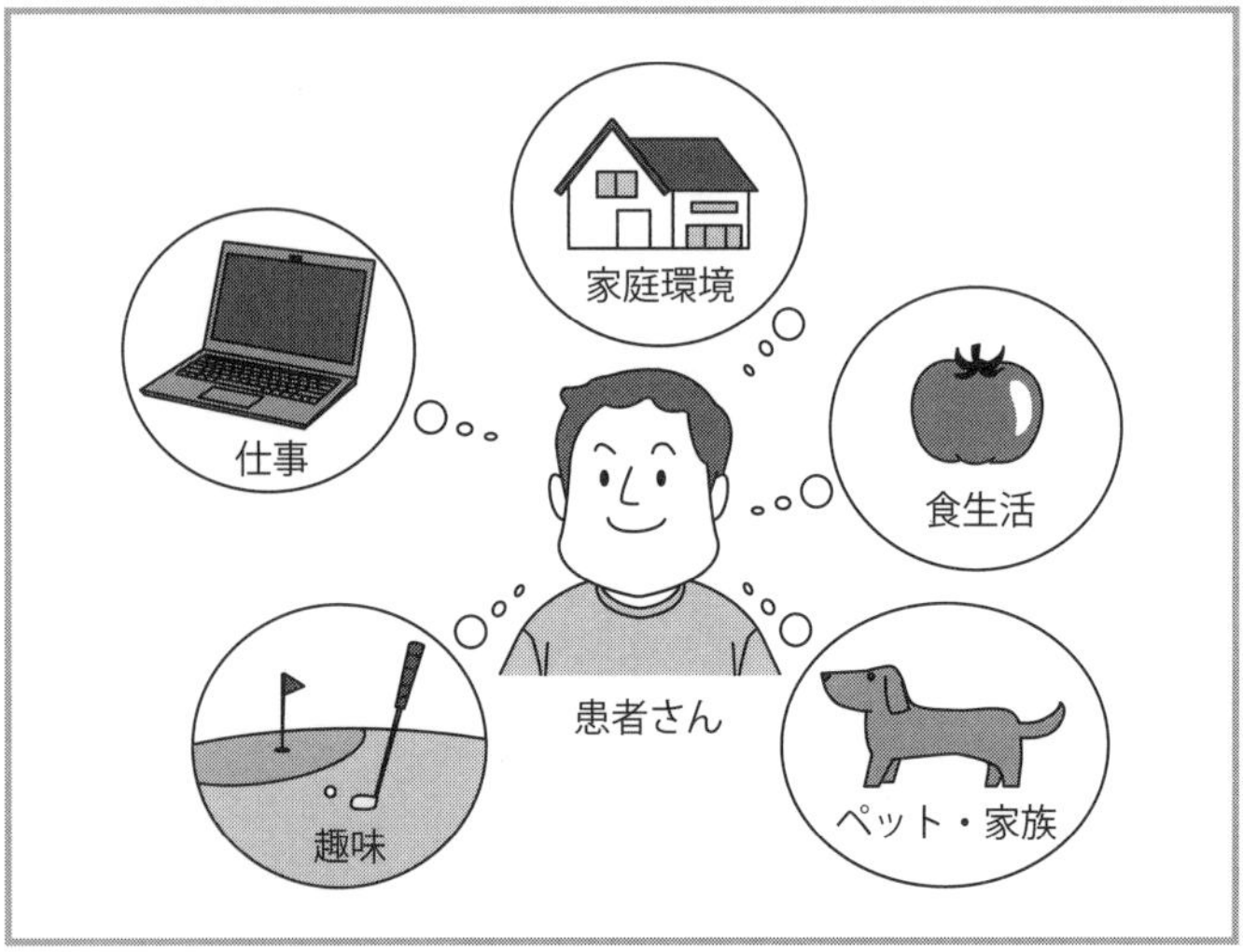

図 39：相手の関心事に目を向ける

医師―患者関係は、医療の知識や経験の点から、非対称な関係にあります。その関係性が円滑なコミュニケーションを妨げる要因の一つになることもあります。

雑談を上手に取り入れることで、**大きな患者集団（n）の一人ではなく（図40）、個人―個人のつながりに基づいた一対一の関係性**（**図41**）を患者さんに印象づけやすくなります。その延長線上に、医師と患者の信頼関係の構築につながることが期待できるのです。雑談を通じて医師―患者の関係性を広げるために、趣味の話、ペットの話、家庭のことなどから、雑談の小ネタを見つけてみましょう。

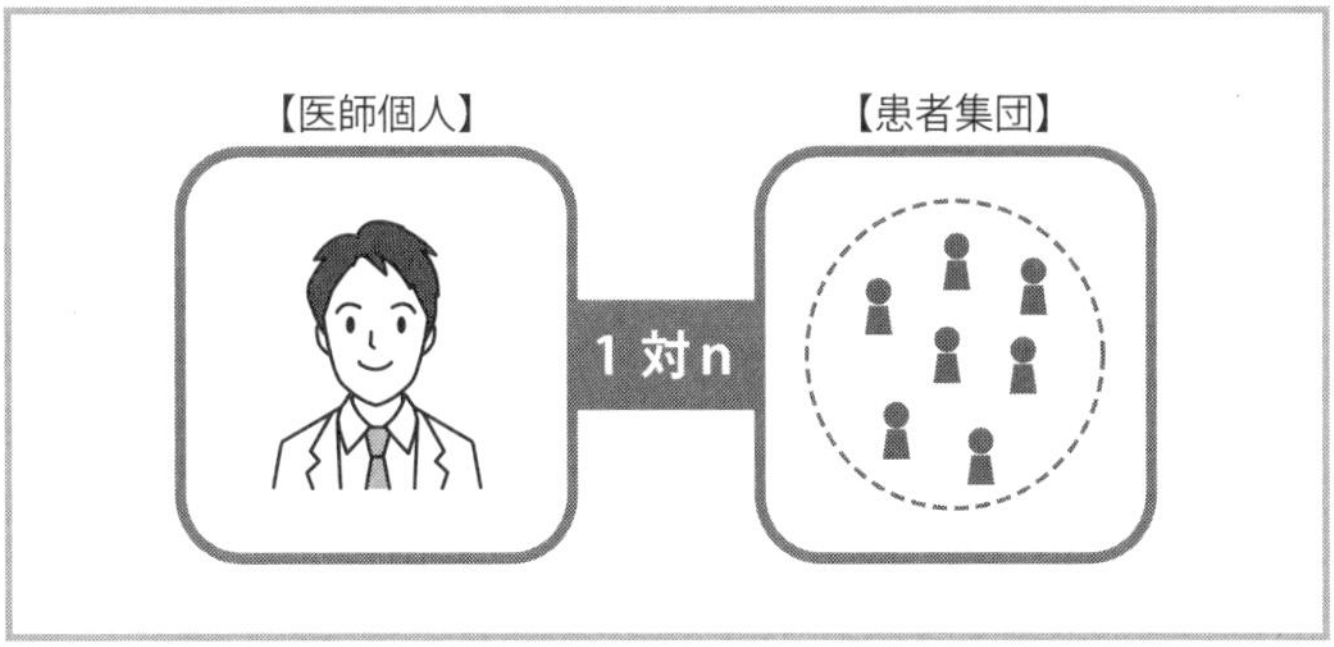

図 40：個人一集団のつながり（1 対 n の関係性）

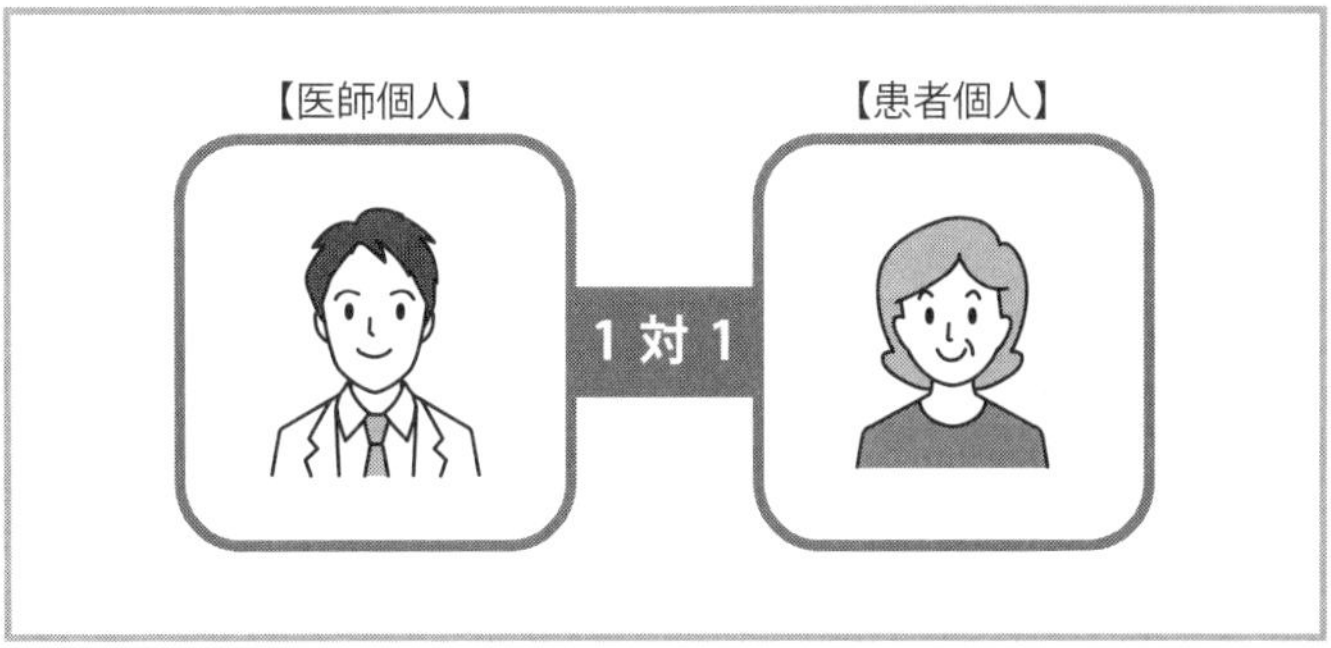

図 41：個人一個人のつながり（1 対 1 の関係性）

Message

●雑談は医師—患者関係に個人—個人のつながりを生み出す

●患者さんが関心を寄せる事柄を雑談に取り上げる

3 人生のエピソードを患者さんに話す

◆医師個人に関する短いエピソードを雑談に活用

雑談の話題は、患者さんの日常生活、家族、趣味など患者さんの関心事から見つけられることをご紹介しました（第４章２節を参照）。

一方、**医師個人に関することを話題にした雑談**も、医師―患者の関係を展開させるために効果的です。特に、患者さんの興味を引くエピソードを話すと、患者さんは医師にぐっと親しみを感じて、診察のコミュニケーションもとりやすくなるでしょう。

医師個人にまつわる雑談は、例えば、出身地、若い頃に経験したこと、趣味、最近熱中している話題の中から、会話の文脈に合う話題を選択しましょう（**図42**）。内容は、ちょっとした短いエピソードが好ましいと思います。話す時間は、５秒、長くても15秒程度でよ

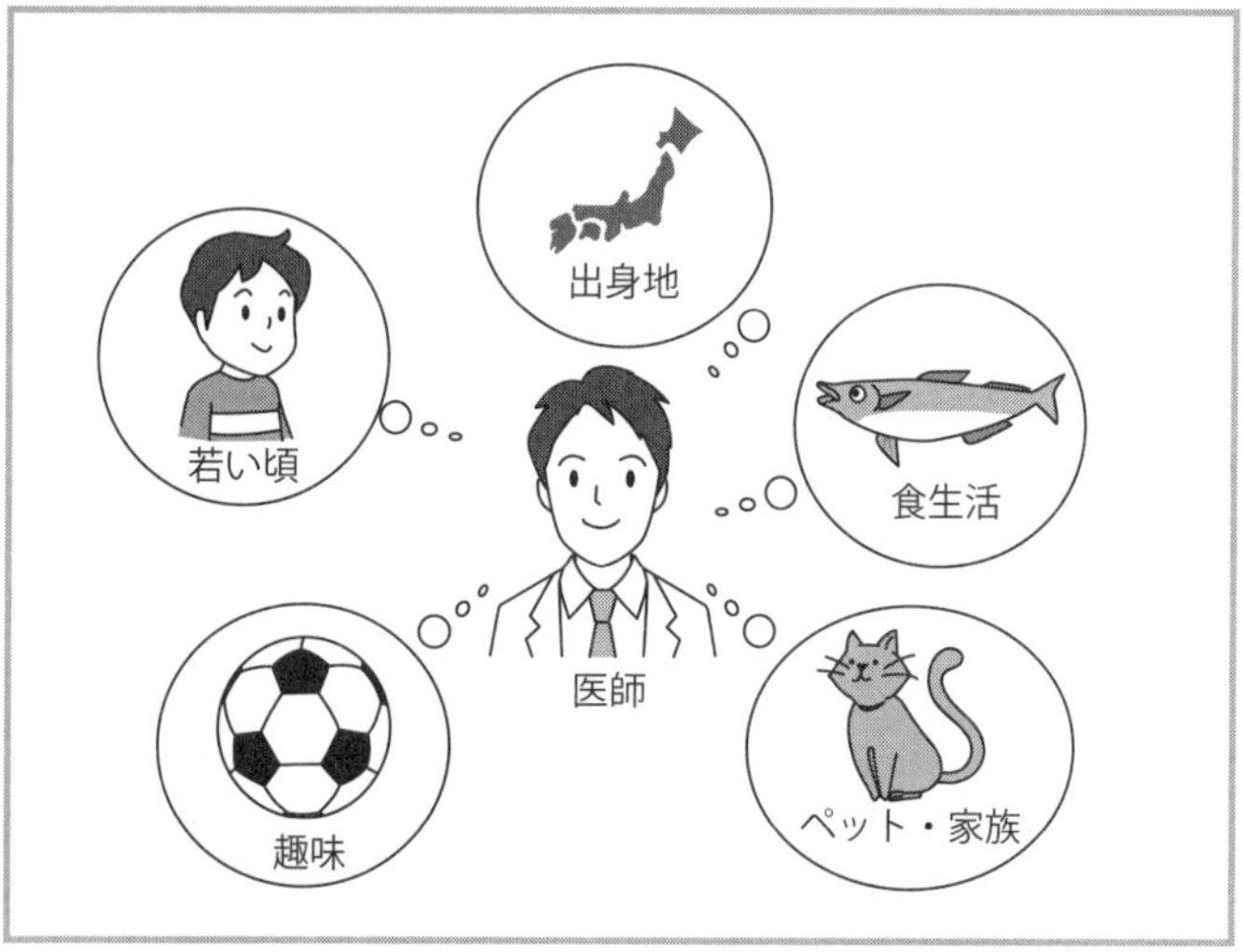

図 42：医師のパーソナルな側面を示す話題

いでしょう。

例えば、患者さんに食事の指導をしていて野菜の話が出てきたときに「私も最近、家庭菜園を始めたんですよ。トマトがたくさんとれて、新鮮な野菜は美味しいですね」という流れです。**文脈に沿った短いエピソードを、5～15秒程度で、ごく手短に話す**ことがコツです。

◆医師のパーソナルな側面を示そう

医師が着用している白衣（制服）は、画一性・没個性という側面を有します。何回も診察して顔を合わせているのに自分のことを何も語らない医師には「顔が見えてこない」「人間味がない」というイメージがつくられてしまうことが考えられます。

医師個人に関する短いエピソードを雑談に挟むことで、患者さんに一対一の関係性を感じてもらう効果が期待できます。患者さんの目に、**医師が一人の人間として見えてくる**ようになるからです。医師のパーソナルな面を感じさせる話題は、かえって患者さんの記憶に残りやすいものです。上手に取り入れることで、診療の場に応用できる雑談テクニックとなるでしょう。

Message

●医師個人に関するエピソードは、親しみを感じやすい

4　個人――個人としての間柄でも信頼を得る

◆雑談を活用して信頼に裏打ちされた人間関係を築こう

　患者さんの信頼を得るコミュニケーションには、適切な態度や言動に加え、十分な意思疎通が不可欠です。コミュニケーション手段の一つとして、雑談の効果をさらにみていきましょう。

　雑談の特徴は、インフォーマルな性格が強く、内容も個人的なことや興味・関心など多岐にわたることでしょう。**雑談には人間関係を深める働き**があります。**普段雑談を交わしている人は、まったく雑談をしない人に比べ、許容度が高くなる**というメリットがあります。まったく雑談しない関係性は、例えるならば、安全ネットなしの空中ブランコに近いかもしれません。まさに雑談は、**人間関係のセーフティネット**といえるでしょう。

Message

●雑談は人間関係を深め、セーフティネットとなる

コミュニケーションを取る中で感情の行き違いが続くと、相手は不信感を抱き、信頼を損ねることがあります。医師と患者さんの間で良好な人間関係が確立していない状況で、行き違いが生じてしまうと、患者さんが負の感情を抱く可能性も考えられます。

雑談の活用により、人間関係を温める効果を得やすくなります。節度を守った親しみのある人間関係がひとたび構築されれば、信頼に裏付けられたコミュニケーションができるようになります。医師―患者関係において、遠慮があって本音が言えない患者さんであったとしても、医師への質問・希望、治療に伴う悩みを相談しやすくなるでしょう。一方で、あまりにも距離感が近づきすぎて、医師のプライバシーに影響がでないように、適度な距離を保ちながら、人間的な温かみを感じられるバランスをとることがポイントです。

臨床医のコミュニケーションの悩みに
齋藤 孝はこう考える

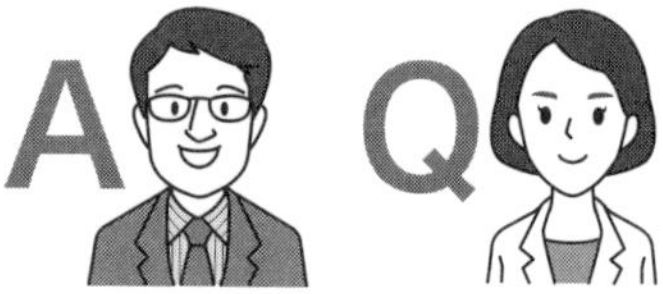

患者さんの不安感を取り除くための接し方について、齋藤先生の考えを教えてください。

患者さんが抱く不安の要因は、診断・治療、社会的要因、経済的要因、家庭要因などさまざまです。不安を軽減するための基本的な考え方は、明るい方を見つめることだと思います。明るい方に気持ちが変容するように、十分な傾聴、共感的な言葉がけ、励ましを行うことが大切だと思います。

私はホリスティック医学で著名な帯津良一先生が設立された帯津三敬病院を見学し、気功、太極拳などを楽しんでいる末期がんの患者さんの話を聞いたことがあります。「余命3ヵ月といわれていますが、落ち着いた安らかな気持ちです」という言葉を伺い、どのような状態でも平静な気持ちを失わずにいられることを知りました。前向きな気持ちを軸として、否定的な考えに飲み込まれないことも大切だと思います。医師自身が生きることに明るく前向きな姿勢を示すことで、患者さんを明るい方に導くことにつながるのではないでしょうか。

仕事の合間に哲学や宗教の本を読むことをお勧めします。哲学的あるいは宗教的な死生観を学ばれると人間理解の奥行きがでてくると思います。例えば、私が印象に残る文章の一つは、西田幾多郎の『我が子の死』という短い随筆です。彼は、我が子を失った悲しみについて『歎異抄』の他力信仰をもとに「我が子にあれをすればよかった、こうすればよかったという後悔の念が起こるのは自己の力（自力）を信じすぎるからで、自己の無力さを知り、不可思議な絶大の力（他力）に身を委ねたとき、後悔の念が消えて心の重荷が軽くなり救われる気がした」と書いています。西田幾多郎のような哲学者でも、このような念仏（南無阿弥陀仏）の世界に救いを見いだしたことは興味深いものです。

雑談力

臨床医のコミュニケーションの悩みに

齋藤 孝はこう考える

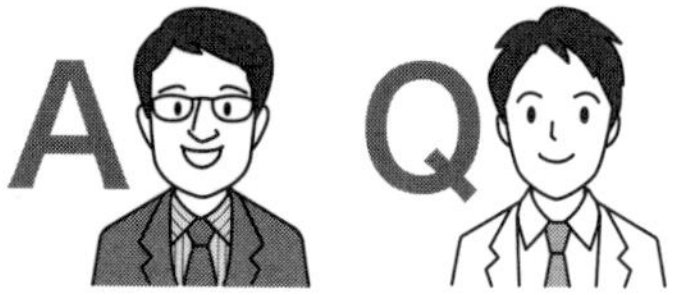

怒っている患者さんへの接し方のコツを教えてください。

　患者さんが診断や治療に関して腹を立てている場合、「不愉快な思いをさせて申し訳ありません」のようなフレーズで、腹立たしい感情に対して共感的な態度を示しながらも、診断や治療に関する責任が医療者側にあることを安易に認める発言は控えることが大切です。専門家として反論して患者さんの怒りを増幅させる、医師自身が怒りに対して怒りを感じてしまう状況は避け、優しく見守る気持ちで患者さんに接してほしいと思います。

　ファーストステップは、患者さんの訴えを傾聴し、置かれている状況を理解して共感のメッセージを伝えることです。患者さんの話を聞くときに、訴えをメモに書いて相手に見える形で客観化させましょう。電子カルテに訴えを入力する場合は、パソコンの画面が患者さんに見えるようにします。患者さんの訴えを箇条書きで挙げていき、最大で3項目くらいにまとめるのが望ましいと思います。訴えを受け止める姿勢を示すことは、患者さんの怒りを静めるのに有効です。

次のステップは、それぞれの訴えについて、具体的な対策を提案し、一緒に問題を解決するための話し合いを行います。因果関係が明確ではない場合、原因については踏み込まないことが賢明です。例えば、副作用の可能性が考えられる症状を訴えている患者さんに対しては、医学的データを楯に患者さんの主張を否定するのではなく「今のところそのような副作用は報告されていませんが、ないとも断定できませんね。同様な効果のある別の薬に変えてみましょうか？」のように相手に同意する姿勢を示しながら提案を行います。

怒りの感情は双方のコミュニケーション不足による誤解に起因しているかもしれません。支持的な雰囲気で対話を重ねることにより、患者さんが抱いている感情を受け止める姿勢を示すとよいでしょう。

第5章

医師としてのコミュニケーションの型

1 プロフェッショナルに磨きをかける

◆医師としてのコミュニケーションの型

仏教の身心一如《しんしんいちにょ》という言葉にあるように、コミュニケーションの土台となるのは身体と心です。そこで、患者さんに安心感とソフトな印象を与えるために「医師としてのコミュニケーションの型」についてあらためて考え、再発見していただくきっかけとして、この最終章を設けました。

職場、家庭、プライベートなど、それぞれの場に応じたコミュニケーションの型があると思います。では、医師として仕事をする場で「医師としてのコミュニケーションの型」はどのようなものでしょうか。医師は診療において、医療のスペシャリストとして患者さんを迎え入れます。ゆえに「医師としてのコミュニケーションの型」は、患者さんが抱える疾患に向き合い、目の前の医学的課題に柔軟に対応する、プロとしての姿といえるでしょう。

◆プロとしての感じのよさ

一方、医療の受け手である患者さんは、現代社会に生きる消費者として、サービスの行き届いた生活に慣れています。多くの消費者にとって、サービスの提供者から受ける「感じのよさ」は、プロとしての職業倫理のひとつと感じる人は多いでしょう。

医療も例外ではありません。医療のプロである医師についても、質の高い医療の提供に加え、患者さんとのコミュニケーションにおいてもプロとしての感じのよさや柔らかい反応ができることが求められる時代に変化してきています。

診察室で不機嫌な顔はしない、無愛想な返答はしないといった態度に気を付けるだけでは、十分ではありません。例えば、元気がない、忙しそう、相談しづらいといった印象が生じると、誠意が感じられない態度と受け止められることがあり、患者さんに不信を招く要因につながりかねません。しかし、毎日のように繰り返す診察において、無理に好印象

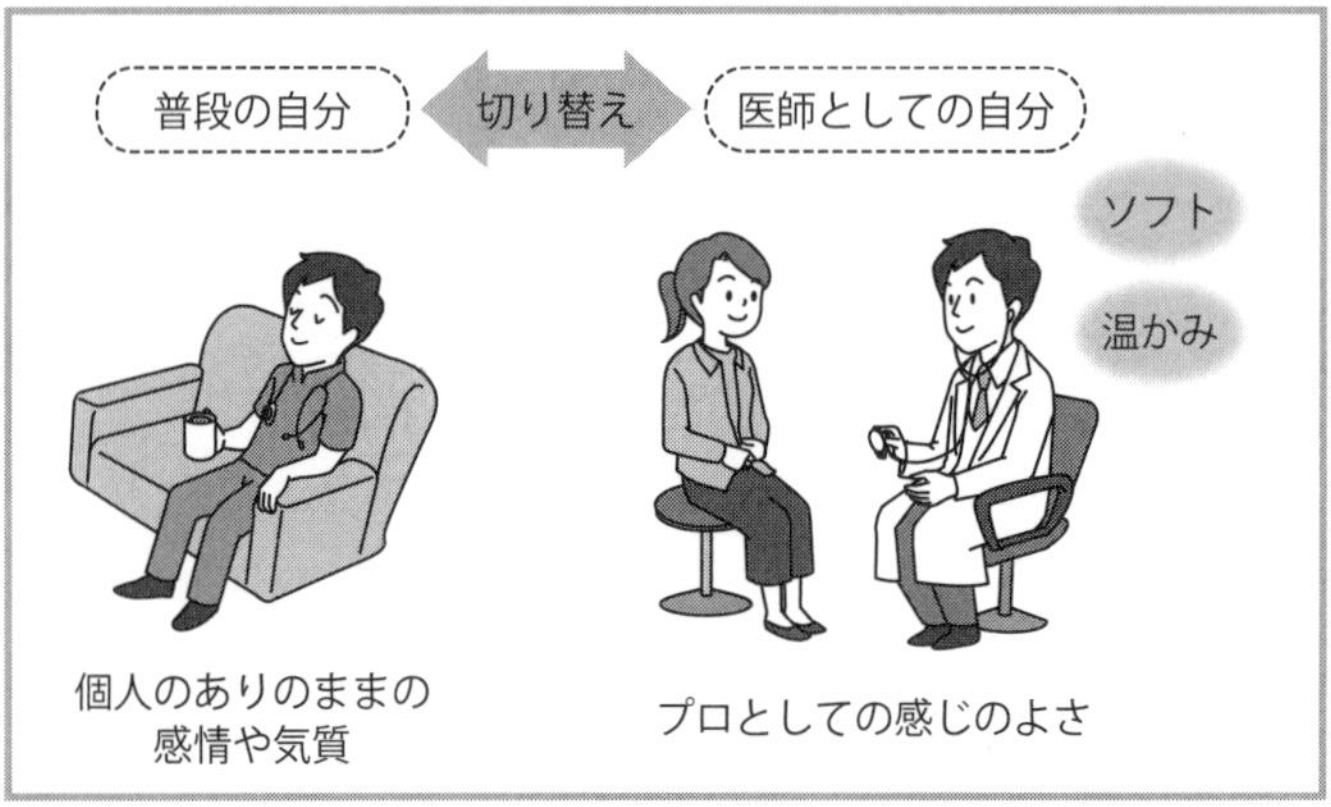
普段の自分
切り替え
医師としての自分
ソフト
温かみ
個人のありのままの
感情や気質
プロとしての感じのよさ

図 43：プロとしての「感じのよさ」は職業上のスイッチ

の自分をつくろうとすれば、かえって不自然な状態を生み出し、疲れてしまうでしょう。

親しみやすい好印象を与えるコツは、個人のありのままの感情や気質（性格）を表に出さずに、感じがよい雰囲気をまとうことです。コミュニケーション技術としての「感じのよさ」です。

座禅や武道では、経験を重ねていくと、肩の力が抜けて身体はリラックスしながらも、中心軸のぶれない、疲れにくい「自然体」ができるようになります。「自然体」のイメージは、適度な緊張感で、軽やかで温かみが感じられる、反応のよい身体です。感じのよい印象を与える顔の表情や身体表現は、繰り返すことで**習慣化**できます。スポーツ選手のフォームや構えのように仕事のスイッチが入ったときは、常にプロとしての感じのよさのモードに入ることで安定した疲れにくい対応ができるようになるでしょう。

「プロとしての感じのよさ」は**職業上の習慣**であり、いわば職業上のスイッチです。日々の体調や状況によって気分の変動があっても、**仕事を開始したらプロとして「職業上のスイッチ」を入れて、誠実でソフトな温かみのある**雰囲気をつくります（**図43**）。医師として仕事をする時間が終わったら、このスイッチを切り、普段の自分に戻って構いません。

この練習は、無理をしないで楽しみながら、徐々に取り入れていきましょう。例えば、診察で患者さんが入れ替わるときに、ゆっくりと深呼吸をして気分をリセットし、柔らかい表情で迎え入れる、これを繰り返すことで習慣化していきます。

Message

●「職業上のスイッチ」でプロとして「感じがよい」状態になる

2 医師としてのコミュニケーションの型を習慣に

◆自分の内面にある感じのよさを診察の場で再現

患者さんに好印象を与える**「プロとしての感じのよさ」を表現する力は、練習で習得で**きます。武道・芸能における体勢や動作のように、医師としての「型をつくる」イメージです。日常は癖の集積ですから、繰り返しによって、習慣をつくることができます。一人ひとりのベースにある気質や生き方、考え方を変容させる必要はありません。

習慣づけるためのスタートラインは、**自分の中にある「感じのよさ」の確認**です。例えば、家族と一緒にくつろいでいるとき、友人と好きな話題で対話をしているとき、趣味にいそしんでいるとき、お酒を飲んでいるとき、入浴しているときなど、自分が楽しんでいるときの顔の表情やリラックスした身体感覚に意識を向けてみましょう（**図44**）。

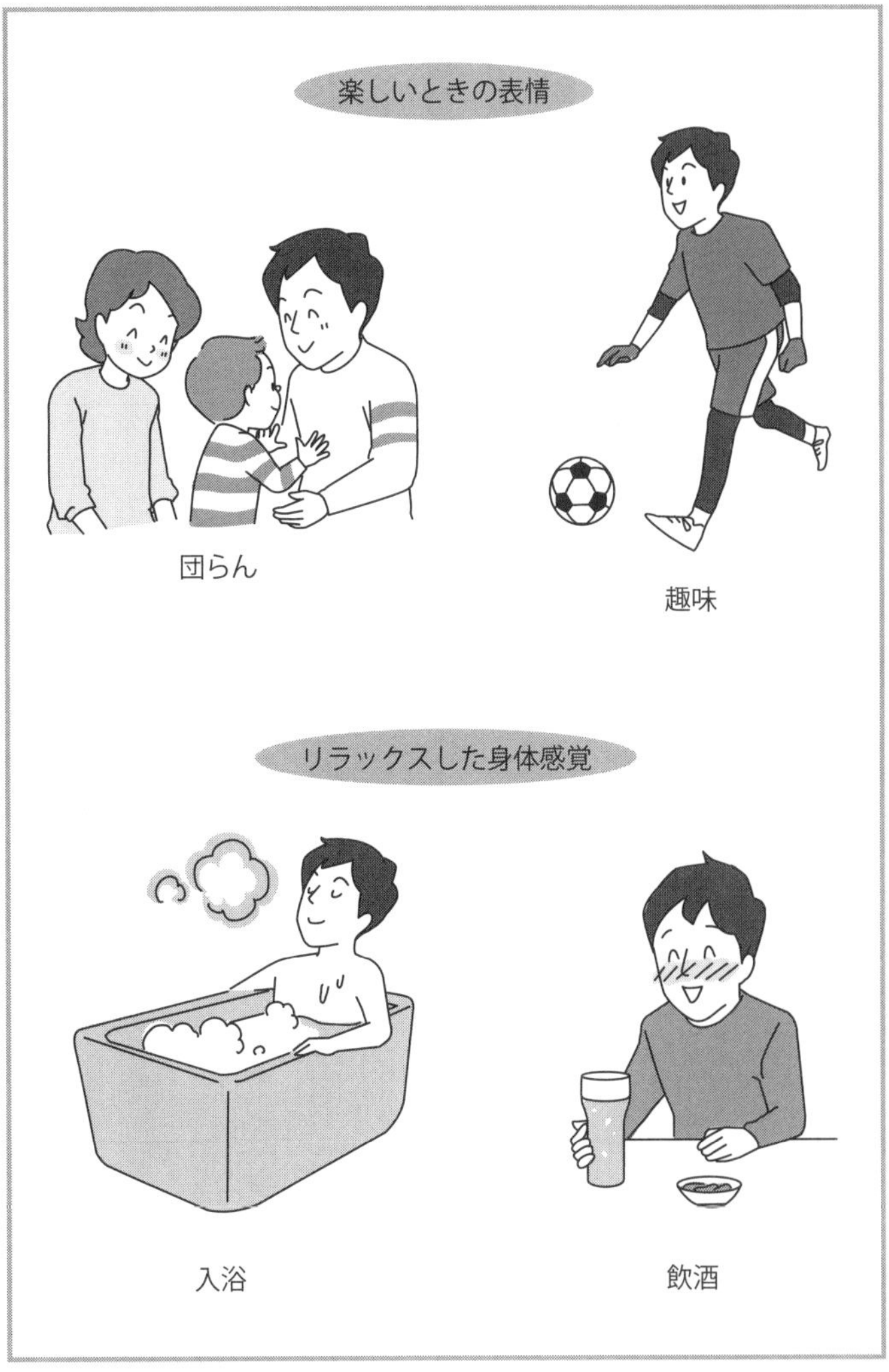

図 44：自分の内面にある「感じのよさ」を確認しよう

楽しんでいるときの内面的な明るさは、感じがよい自己を再発見する手がかりとなります。日常生活の中から自分の内面を探り、**顔の表情やリラックスした身体感覚を記憶**します。**その記憶を頼りに、他者とのコミュニケーションで再現**することによって、自然な感じのよさを表現できます。感じのよい自己のイメージを意識しながら、その表情や動作を反復するのです。コミュニケーションは身体を基盤にした他者との交わりですから、感じがよく見える身体表現をとれば、感じのよい印象が生まれます。自分にとって「普通」と感じる表現型よりも、意識的に「感じがよく」見える表現型をとることがポイントです。

最初は、意識しすぎて緊張するかもしれません。練習を重ねていけば、プロとして患者さんと適度な距離感をとりながら、安心感を与えることができるようになります。まずは、診察室で患者さんに対面した最初の30秒間に、感じのよさを再現する意識をもつとよいでしょう。

Message

●楽しいときの表情や身体感覚を記憶し、診察の場で再現する

●イメージを意識し、反復することで習慣づける

3 声の印象をコントロールする

◆話し方や声色は、聞き手に与える印象に影響する

医師が患者さんに対して安心感を与える要素のひとつとして、**声**に注目してみたいと思います。声は、発音、発声、声の大きさ、声の高さ、声のトーン、話す速度、言葉遣いなど、付随する多様な要素によって構成されています。情報の受け手は、情報伝達と同時に、これらの要素を複合的にキャッチしています。

人の話し方や声色は、聞き手に与える印象に影響します。合理的に話そうとすると、硬く事務的な印象を与えてしまうことがあります。対話における声の役割をあらためて認識してみましょう。発声・話し方の特徴についてみていきます。声の印象に配慮することで、コミュニケーション力を上達させましょう。

◆感じがよい声・話し方の特徴

コミュニケーションにおいて「**感じのよさ**」は相手に好印象を与えます。聞き手が「感じのよさ」を感じる声・話し方の特徴は、**普段よりも高めの声、軽やかで爽やかなトーン、ソフトで落ち着いた話し方**です。

話の入り方・引き取り方は、ソフトにすることが好ましいでしょう。軽くジャンプして身体の余分な力を抜くと、声のトーンも明るくなり、軽やかな印象が加わります。

声の大きさにも気を付けましょう。声が小さいと印象はソフトになりますが、聞き取りづらく、元気さや明るさが前面に出ません。

語尾は力を抜き、「○○ですね」のように優しく着地させます（**図45**）。話し方は品のよさを維持しながら、息が外に向かって出て行くように発声すると、穏やかで明るい印象を与えるでしょう。このような話し方をすることで、感じがよい印象を相手に与えることができると思います。

	感じがよい 😊	不機嫌 😐
声	高め	低い 小さい
トーン	軽やか 爽やか	重い 暗い
語尾の イントネーション	柔らかい	強い
話し方	ソフト 穏やか	ぶっきらぼう 不明瞭で 聞き取りにくい

↓

安心感・信頼感を与える

図 45：声・話し方の特徴と相手に与える印象

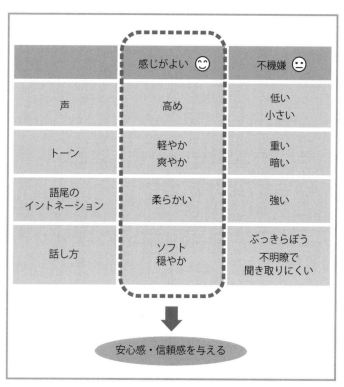

◆不機嫌な声・話し方の特徴

「感じがよい」印象を生む声があるとすれば、一方で「不機嫌」な印象を生む声・話し方もあるでしょう。「不機嫌」な声は、**不明瞭でぼそぼそと聞き取りにくい、声のトーンが重くて暗い、語尾のイントネーションが強く言葉を投げつけるようなぶっきらぼうな話し方、**といった特徴が挙げられます（**図45**）。

診察室では患者さんとの面接やカルテ入力作業を座位の姿勢で長時間続けるため、上半身、特に首や肩の筋肉が緊張して血流が低下し、胸部が前傾姿勢となって、知らず知らずのうちに声のトーンが暗くなっているかもしれません。同じフレーズであっても、明るく穏やかな話し方は安心感や信頼感を与えるのに対し、暗く元気のない話し方は不安感や不信感をもたらします。

患者さんが入れ替わる間の時間に、立って上体を反らして胸を開き、息を入れ換えるとリフレッシュします。

聞き手に与える印象を意識して声の出し方を工夫し、明瞭で温かみのある発声を心がけましょう。

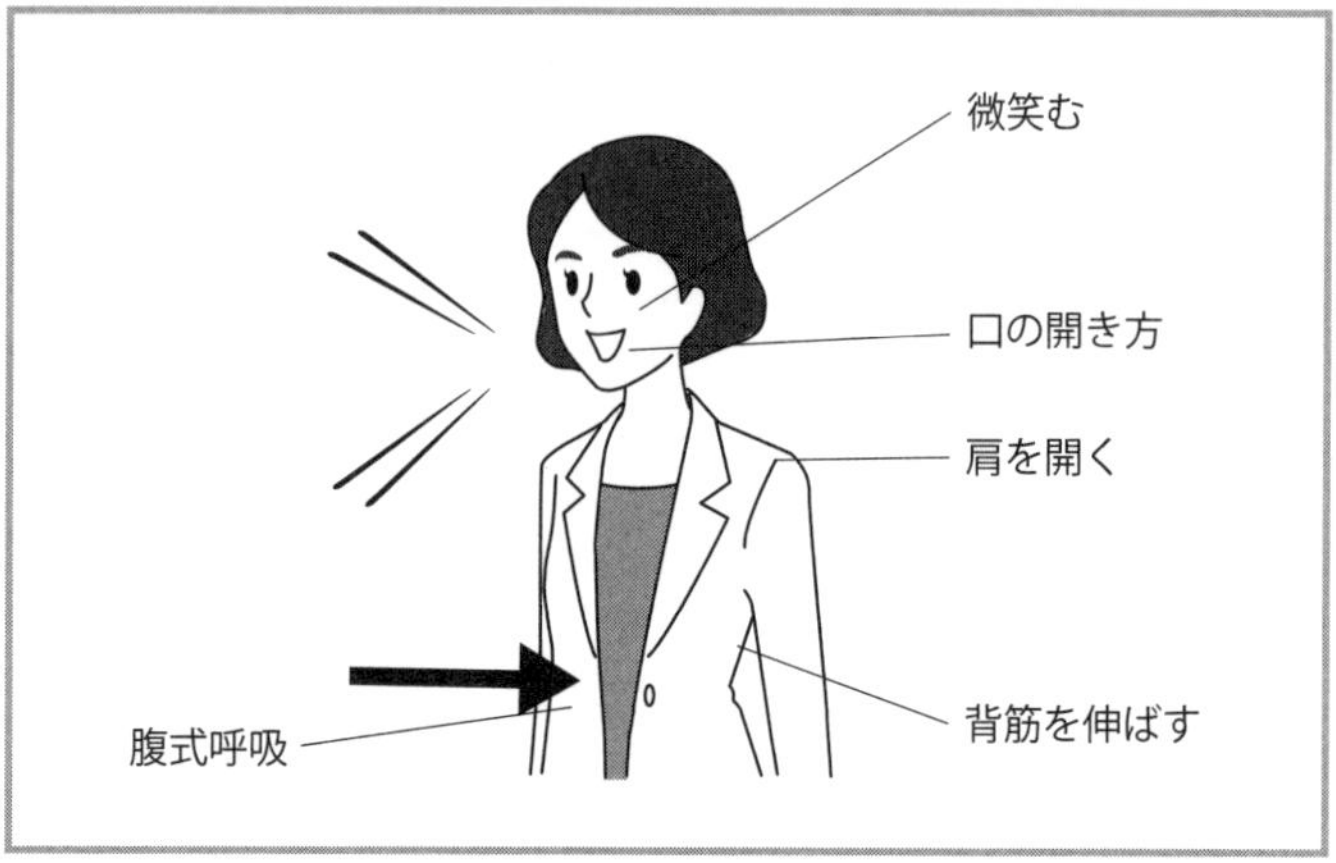
微笑む
口の開き方
肩を開く
背筋を伸ばす
腹式呼吸

図 46：発声のコツ

◆好印象を与える発声・発音を目指しましょう

発声には、姿勢、呼吸、口の開け方、表情が重要なポイントです（**図46**）。「聞きやすい声」は「普段の声（地声）」とは違います。聞きやすい声は、意識的に出すことができます。例えば、アナウンサーなどはトレーニングしてプロの声、話し方を修得し、感じのよさを出しています。日常生活において感じのよさを受ける人を思い描き、その人の声の特徴を分析することもヒントになると思います。

明瞭な音声を出すためには、頭頂が天から引っぱられるイメージで背中を伸ばし、肩を開いてゆったりした基本姿勢をとりましょう。猫背や頭部が前傾していると喉が狭まり、よい音声を出せません。

発声は呼気と連動していますので、呼吸は声の質に影響します。よく響く声を出すときは、腹式呼吸が基本です。臍を出すようにお腹を膨らませながら息を吸い、臍が背骨に近づくようにお腹をへこませながら息を吐くときに、声を出しましょう。

実際のさまざまな状況に近づけるため、呼吸量を大きく・小さく、呼吸の速度を早く・ゆっくり変えた組み合わせで、呼吸の練習をします。

ストレス（緊張）がたまっていると、呼吸が浅くなっていることもありますので、ときどき呼吸の状態を確認してみるとよいと思います。

口を開けるときは、顎の動きや舌の位置にも意識を向けると、明瞭な発音につながります。

話す速度は、相手の理解度を推し量りながらペース配分します。話す速度が速くなると、早口になったり、相手の理解度を超えて話を進めてしまうことがあります。

声と同時に、柔らかい表情で微笑むことも大切です。表情は、聞き手にとって声と同様に重要な情報です。「打てば響く」という言葉にあるように、コミュニケーションは相互の響き合いです。身体全体を通して患者さんによい印象を与えられているかを意識することで、新しい気づきが得られると思います。また、表情を豊かにする練習は、オーラルコミュニケーションのスキルアップに欠かせません。次節では、表情について詳しくお話しします。

Message

●高めの声、爽やかなトーンで、語尾の力を抜いて話す
●明瞭な発音、落ち着いた話し方は安心感や信頼感を与える

4　表情の印象をコントロールする

◆表情は感情を伝達する

対話では音声・言語に加え、顔の表情や身振りといった態度も同時に相手に伝達されます。なかでも表情は、感情にかかわる情報を伝達する重要な社会的な信号です。

心理学者のポール・エクマンは、感情を反映した普遍的な表情があることを提唱し、基本となる6つの感情（怒り、嫌悪、恐怖、幸福、悲しみ、驚き）に応じて、顔面の特定の筋肉が収縮して表情を形づくることを明らかにしています。

表情がコミュニケーションの相手に与える印象に意識を向けることで、コミュニケーション力を上達させることができます。

◆感じがよい表情の特徴

感じがよい表情は、コミュニケーションの相手に好印象を与えます。感じがよい表情の特徴は、**明るく温和な表情、柔らかな反応、会話のポイント・ポイントで浮かぶ自然な微笑み、穏やかで優しさを感じさせるまなざし**です（**図47**）。

無理につくり笑いをする必要はありません。表情を柔らかく自然に微笑むコツは、息を「ふ～」と吐きながら、身体の力をゆるめることです。温泉につかったときや、お酒を飲んだときの表情や身体感覚を思い出し、それを再現するイメージトレーニングが効果的です。喜びや幸せを感じているときの自分を思い出し、再現しましょう。

上下の歯があたらないように顎を軽く引く感じで口の中にぽっかりとした空間をつくり、息を吐きながら口角を柔らかく上げると、ほんわかとした柔和な微笑みが浮かんできます。

◆不機嫌な表情の特徴

一方で、「不機嫌」な印象を生む表情には、どのような特徴があるのでしょうか。**表情**

が暗い、表情に変化がない、いわゆる無表情は冷たい印象を与え、不機嫌そうに見えます。コミュニケーション対する反応が鈍く、表情に変化がない人に対して、人間は本能的に危険を感じます。

無理につくった笑顔が張り付いたような表情も不自然で、相手に違和感を与えます。気持ちのキャッチボールに応じて、波紋が広がるように表情が柔軟に変化することが大切です。

もう一つ忘れてはならないのは、**目の表情**です。目と目が合ったときは、人と人の間に見えない線がつながっていると私は考えています。**まなざしには心情が表れやすく、**鋭い視線で相手を見ると不機嫌な印象を与えるため、まなざしは優しくしましょう。

眉間のしわは、不機嫌な怖い印象を抱かせる表情です。額の筋肉の緊張をゆるめて、眉間のしわをなくすようにするとよいでしょう（**図47**）。

ここで紹介した感じがよい表情・不機嫌の表情の特徴は、自分自身が話し手として意識するだけでなく、患者さんの表情を観察することによって、相手の心情を推察するためにも参考になります。

	感じがよい	不機嫌
表情	明るい 温和	暗い 冷たい
表情の変化	移り変わる	乏しい 無表情
微笑み	自然な笑顔	つくり笑い
視線	穏やか	鋭い

↓

安心感・信頼感を与える

図 47：表情の特徴と相手に与える印象

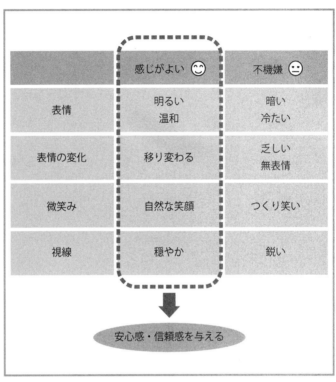

◆顔の筋肉の緊張をゆるめ、身体を温めよう

空腹であったり寒さで四肢が冷えた状態になると、身体的な不快感から、無意識のうちに不機嫌な表情がつくられがちになります。顔が冷えて表情が乏しくなっている感覚があるときは、手のひらをこすりあわせる、あるいは携帯用カイロで手を温めてから、手のひらを目や頬の上にそっとかざして温めてみましょう。顔を温め軽くほぐすと、筋肉の緊張がゆるみ、表情が柔らかくなります（**図48**）。

顔全体のこわばりをとるには、顔全体の筋肉の緊張と弛緩を繰り返す方法も有効です。「ひょっとこ」のように口をすぼめて突き出し、両目をぎゅっと閉じて3秒ほど保持してから、息を吐きながら一気に解放します。次に、口を大きく開いて舌を突き出し下顎に向け、目を大きく見開き視線を眉間に向けて3秒ほど保持してから息を吐きながら一気に解放します。顔全体の運動は大がかりな表情変化を伴うため、一人の時間がとれるときに試してみましょう。

指先が冷えている場合も表情が硬くなりやすいため、手指の先をもみほぐす、手の関節を回転・屈曲させる、手と腕をぶるぶる振る、肩を上げ下げし、指先の血行をよくする運

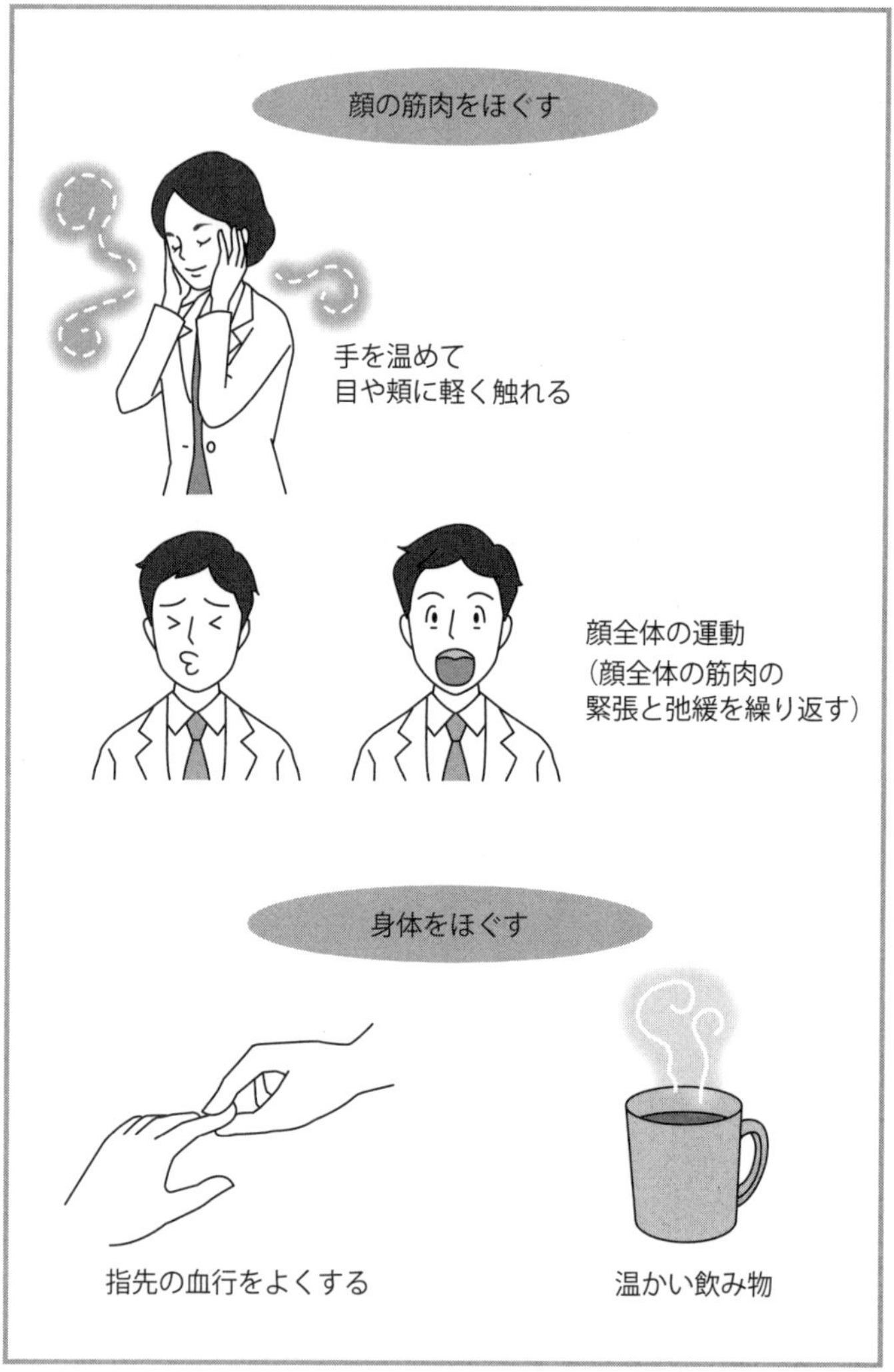
顔の筋肉をほぐす
手を温めて
目や頬に軽く触れる
顔全体の運動
（顔全体の筋肉の
緊張と弛緩を繰り返す）
身体をほぐす
指先の血行をよくする
温かい飲み物

図 48：表情を柔らかくする方法

動を取り入れてみると、緊張感の緩和につながることがあります。これらの動きは座った姿勢で、短時間でできるので、例えば、診察で患者さんが入れ替わるときに試してみましょう。また、温かい飲み物で身体を温めるのもリラックス効果がありお勧めです。

Message

- 自然な微笑み、穏やかなまなざしは好印象を与える
- 顔や指先の筋肉を軽くほぐすと表情が柔和になる

5 コミュニケーション方法を他者に評価してもらう

◆同僚と褒め合う勉強会を開こう

「医師としてのコミュニケーションの型」を表現するための手法を「感じのよさ」を切り口にいくつか紹介してきました。練習してこれらの技を身につければ、外見上の身体表現として感じがよい型をとりながら、医学的知識・経験を活用して診察に集中できるようになります。

発声・身体表現の練習は、顔の表情を鏡に映して見る、あるいは自分の姿を録音・録画して確認し、理想とするイメージに近づけていく方法でも可能です。しかし、録音した自分の声を聞くことに違和感がある人も少なくなく、対人コミュニケーションの自己評価には限界があります。

そこでお勧めするのは、**職場の同僚にチェックしてもらい、感想を聞き、アドバイスを受ける方法**です。

職場のスタッフ同士で誰かが患者さんを演じてロールプレイ演習を行い、声については明るさや暗さ、声の高さ、発音の明瞭さ、話す速度、語調、顔の表情については微笑み、柔らかさ、反応（表情の変化）、まなざしなどをチェックし合う勉強会を定期的に開いてもよいと思います。

例えば、声のトーンを高・中・低で3種類を試して、患者さんがより安心感を抱きやすいトーンはどれなのか、同僚の意見を聞くのです。声質は人によってさまざまですが、その人の声質でより聞き取りやすい声、話し方は見つかるはずです。

このような仲間同士の評価で大切なポイントは「声が落ち着いていて、聞き取りやすいね」のように、**相手のよかった点をフィードバックすること**です。

よいところを具体的に褒め合う勉強会にすると、ピグマリオン効果で表現力がどんどん伸びていき、勉強会参加へのモチベーションも高くなります。職場の全体の雰囲気がよくなり、雑談力を高める機会にもなるでしょう。

勉強会では否定的なコメントは避けましょう。ネガティブな気分を相手に与えるからです。否定し合う場にしないように、留意してください。あらかじめ「ポジティブで公平な評価を行う」というルールを決めておくとよいと思います。

◆ポジティブなフィードバック

このような勉強会を開く以外に他者評価を得る手段として、その日の患者さんへの対応についてよかった点について、診察後に看護師さんに聞く方法もあるでしょう。「Aさんは診察後に笑顔で出てこられました」のようにポジティブなフィードバックを受ければ「Aさんと少し雑談したのがよかったかな？」というような気づきの手がかりになります。

また、医師から看護師さんへポジティブなフィードバックを行って、患者さん対応の質を職場全体で高めていくことを目指す使い方もできるでしょう。他者からのポジティブなコメントのフィードバックは、仕事上の励みにもなり、よい効果が期待できます。

Message

●コミュニケーションのよかった点を仲間同士で評価し合う

6　気持ちが乱れたら

◆気持ちが乱れたら、行為を中断して場面を転換

医師としての職業上のスイッチを入れ、緊張やプレッシャーの影響を受けにくい平常心で診察に臨んでも、状況によっては強いストレスを受けて気持ちが乱れる場合もあるでしょう。気持ちが乱れている状態に気づいたら、キリのよいところでいったん行為を中断してみましょう。意識的に場面を切り替えることで、気分転換を図ることができます。

人間のコミュニケーションにおいて、情報を発信・受信する部位は声、表情、身振り・手振りなど上半身に集中しています（**図49**）。他者から送られた情報に対して、声、表情など上半身の筋肉を使って即座に応答することで、他者に言語・非言語な情報が伝達します。

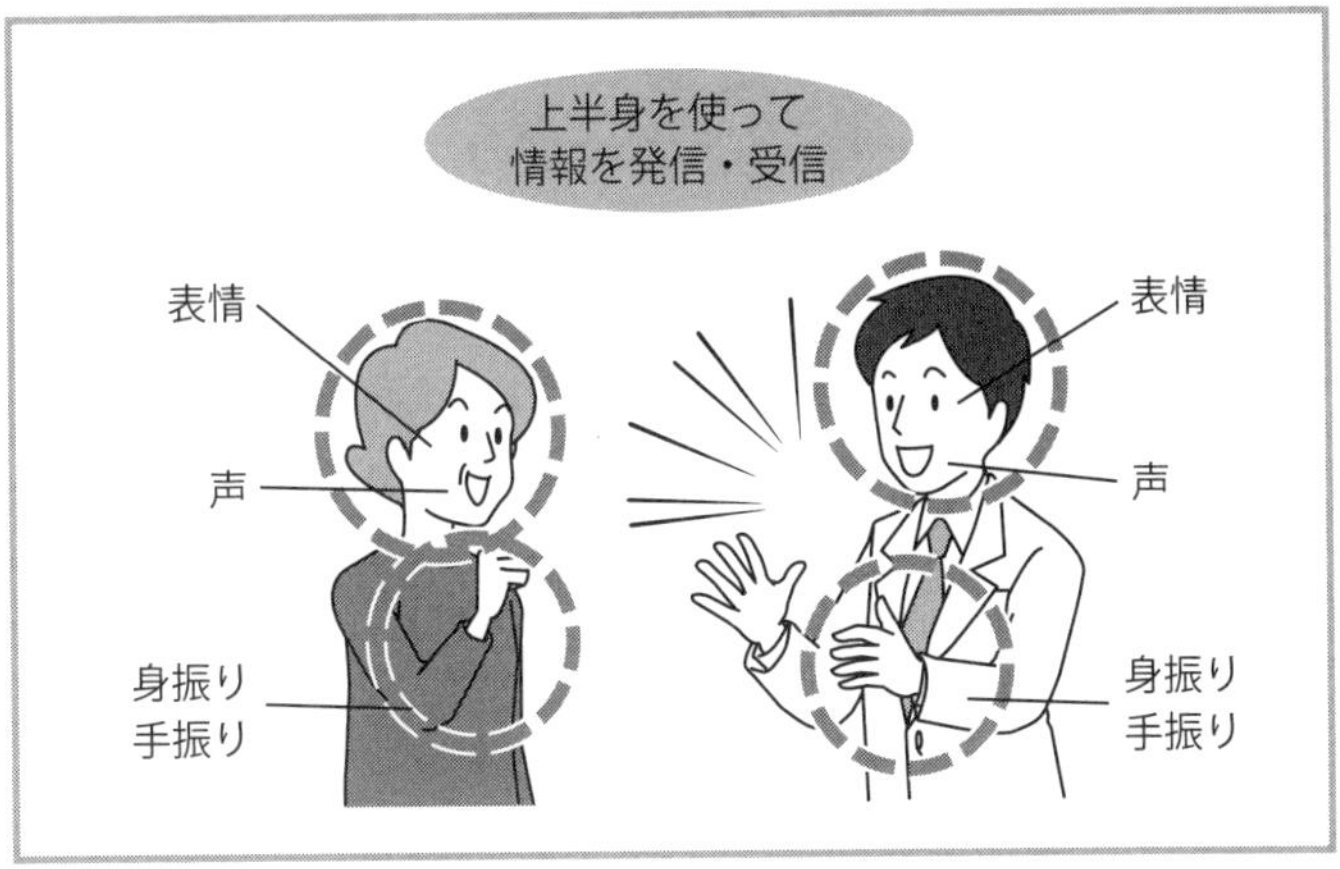
上半身を使って
情報を発信・受信
表情
声
身振り
手振り
表情
声
身振り
手振り

図 49：上半身を中心としたコミュニケーション

上半身の筋肉を使った反応が遅い場合、コミュニケーションは不活発な印象になり、重い空気感や硬さが生まれます。**気持ちの乱れを自覚したときは、上半身を中心に筋肉の緊張をとる**ことが有効です。上半身を使った反応性が保たれ、感情表現が相手に伝わりやすくなります。

◆診察の合間に上半身をほぐす運動をしよう

緊張すると、無自覚のうちに身体に力が入っていることがあります。患者さんの退室から次の患者さんの入室までのわずかな時間を使って、**椅子に座ったまま5～15秒間、上半身を使った軽い運動**を取り入れてみましょう（**図50**）。

まず肩甲骨、胸骨まわり、首の筋肉をゆるめ

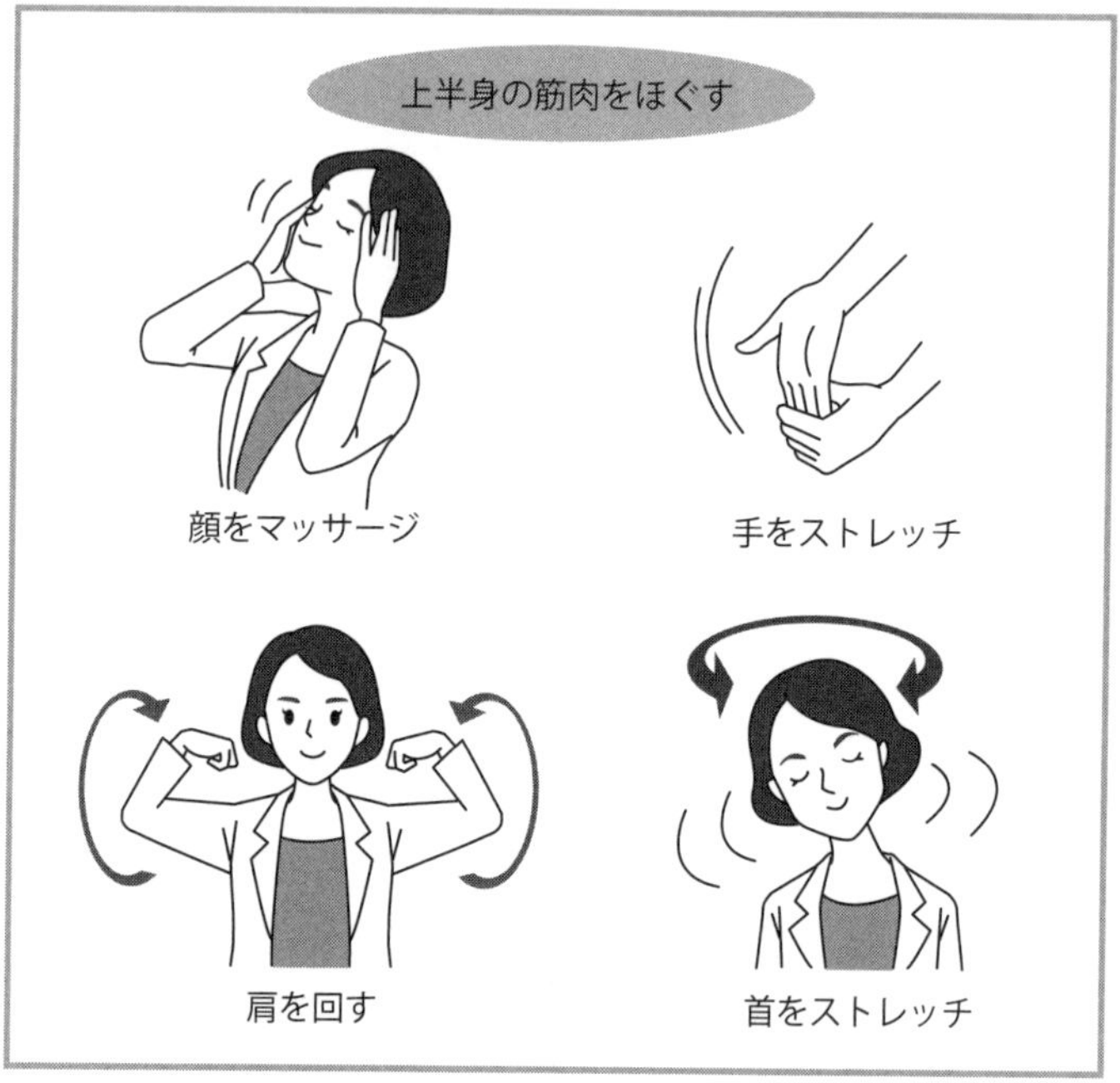
上半身の筋肉をほぐす
顔をマッサージ
手をストレッチ
肩を回す
首をストレッチ

図 50：診察の合間に 5 〜 15 秒間の体操

て、肩の力を抜き、楽に呼吸します。頬に手をあてて顔をマッサージする、指先を伸ばして手のストレッチをする、肩を回して肩甲骨まわりをほぐす、首を上下左右に動かすなど、上半身の筋肉をほぐすことでリフレッシュ効果を得て、気分転換できます。

安定した精神状態を保つための方法として、腹式呼吸により息を細く長くする呼吸法も挙げられます。気持ちを落ち着かせる場合、丹田（へそから指３本分ほど下の位置）

に軽く力を入れて、呼吸の流れに意識を向けながら、ゆっくりとした呼吸を試みてもよいでしょう。

相手の投げかけに対して、すばやく柔軟に多彩な反応を示すことは、円滑なコミュニケーションの土台です。患者さんが入れ替わるタイミングで、短時間の運動を行って心身をリフレッシュしましょう。

◆休憩時間に身体全体をほぐす運動をしよう

休憩などの時間を利用して、**上半身を中心に身体全体を使って1分間、軽い体操**を行う方法もあります（**図51**）。まず立って、上半身がほぐれるように軽くジャンプします。両腕を真上に上げて、脱力しながら腕をぶるぶる小刻みに揺らします。そのまま息を吸いながら天井を見上げるように上半身と後ろにそらし、息を吐きながら姿勢を元に戻して一気に脱力します。

次に、両腕を左右に広げ、両側の肩甲骨が近づくように後方に伸ばして両手を組み、息を吸いながら両手を後方後ろに引っ張り胸を開き、息を吐きながら元の姿勢に戻ります。

全身の筋肉をほぐす

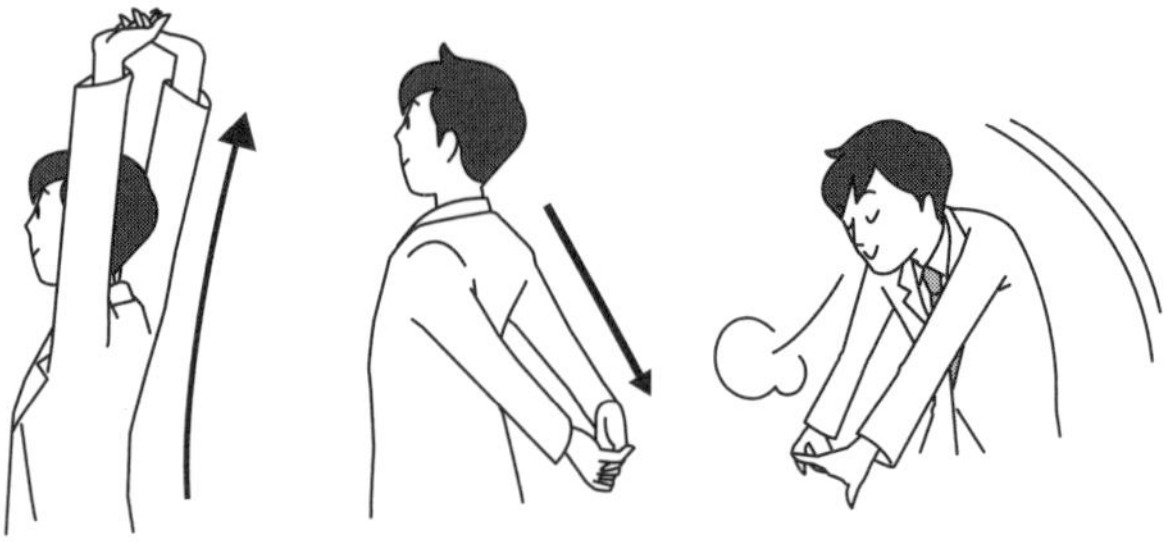

両腕を真上に上げる。
息を吸いながら両手を後方に引っ張る。
息を吐きながら元の姿勢に戻る（脱力）。

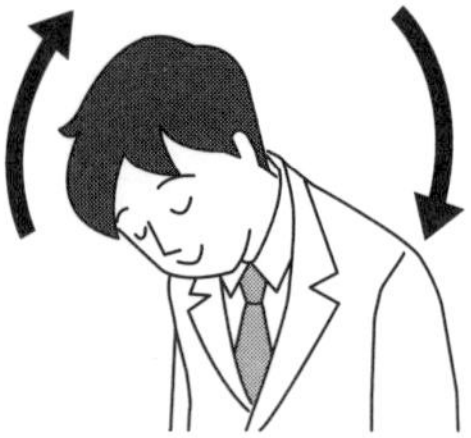

首を前屈させ、左右に振る。
息を吸いながら頭頂が真上に
来たら、息を吐きながら真下
に向けて頭を回す。

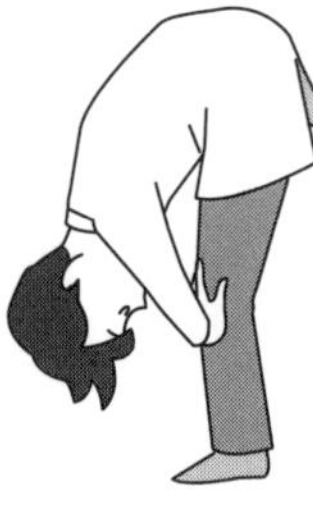

膝を軽く曲げて前屈。
両腕を垂らし、頭頂を床に向ける。
5 秒ほど保持。
頭が最後になるように
ゆっくりと上半身を起こす。

図 51：１分間リフレッシュ体操

次に、頭の重さで首を前屈させ、振り子のように最初は小さな振り幅で左右に振って、振り幅を徐々に肩まで大きくし、時計回りに頭を回します。息を吸いながら頭頂が真上に来たら、息を吐きながら頭を真下に向けてゆっくりと回します。これを2〜3回繰り返し、同様に反時計回りで行います。さらに、膝を軽く曲げて前屈し、両腕を垂らし、頭頂を床に向ける運動を行って、リフレッシュします。

気持ちの乱れを自覚したときは、上半身を中心に筋肉の緊張をとり、コミュニケーションを円滑に行う土台を整えることが大切です。

Message

●気持ちが乱れたら、軽い運動で場面を切り替え、気分転換

コミュニケーションの型

おわりに
齋藤 孝が医師に伝えたいメッセージ

◆診察における対人コミュニケーション

コミュニケーションというテーマは、常に新しい発見や気づきをもたらす面白さがあり、私の人生で多くの時間とエネルギーを費やして、その方法について検討してきました。メールやSNSなど対面を伴わないコミュニケーション手段が急速に広がった現代だからこそ、対面による対話の意義、役割が見直されるべきだと感じています。私は、これまでにコミュニケーションに関する著書を世に送り出してきました。

コミュニケーション能力は、医師にとっても重要な能力の一つとされ、近年では医療従事者向けにさまざまな医療コミュニケーションの教育や研修が行われていると聞きます。

本書では、医師が最もコミュニケーション能力を駆使する医療場面の一つである「診察」にフォーカスしました。そこで繰り広げられる医師と患者さんの対話に私の考え方を応用することを念頭に置いて、本書を執筆しました。

◆「質問力」「伝達力」「雑談力」

私が最初に関心を向けたのは、診察の構成です。時間的な制約のある中で、医療の質を保ち、患者さんの満足度も高めるために、コミュニケーションの視点からあらためて診察の過程を考えてみました。

診察時間を約10分間と仮設定して、対面時から別れまで診察の過程をまとまりごとに区分し、それぞれに意味づけを行い、その構成の中で「医師としての自分らしいあり方をつくること」を本書のキーコンセプトとしました。

診察過程の区分で必要となる中核的なコミュニケーション能力を「質問力」「伝達力」「雑談力」に大別し、すぐに取り入れやすい小技から、練習で習得していただきたいテクニックまで幅広く網羅しました。

「質問力」については、医療面接で情報を得るための質問法として、医療コミュニケーションなどで医師が学ぶ機会も多いようです。対話は質問に加え、よいコメントも欠かせません。本書で紹介した「寄り添いつつずらす」テクニックも、実践的で役に立つコミュニケーションでしょう。

メモやマッピングで情報を可視化する手法は、主に情報の伝達に有益なテクニックです。診察以外にもさまざまな場面で応用できると思います。

これらに加えて「雑談力」を本書に取り上げたのは、周囲の人との信頼関係を構築するうえで、雑談が重要な役割を担っているからです。そこで、医療という切り口から雑談の意義と効用を見直し、診察に適した雑談の特徴を考察してみました。

◆医師としてのコミュニケーションの型

本書のもうひとつの柱である「医師としてのコミュニケーションの型」＝「プロとしての感じのよさ」は、私が考える身体表現論に基づいた提言です。エネルギーに満ちた反応のよい身体こそがコミュニケーションの土台である、という発想に根ざしています。コミュニケーションは言語技法のみに頼るのではなく、「打てば響く」という言葉にあるように、相手にしなやかに反応し、自身の身体表現を通して相手に伝えることが大切だと考えています。この考え方は、医師という専門職におけるコミュニケーションにも応用できると思います。

診察では、病気の告知、難しい意志決定、予期しない病状の悪化、医療事故など多様な場面が想定されます。このときに必要なのは、平常心を失うことなく、傾聴と共感で患者さんに寄り添い、相手を批判せずに受け止めて深く理解すること、心の通ったコミュニケーションを通じて良好な関係性を保つことではないでしょうか。そのために医師としてのコミュニケーションのあり方、フォームを認識し、プロとしての感じのよさを表現する、という考え方を述べました。

本書で紹介したコミュニケーションの技は、診察の場を仮定したものですが、職場で周囲の医療従事者と協調的に仕事を進めていく場面にも応用が利きます。さらに、一般社会での対人関係を円滑にするために活用できる技も多く含まれています。

また、COVID19の影響もあり、今後はオンライン診療におけるコミュニケーション力が求められます。基本的には対面と同じですが、より温かみのある「感じがよい」対応が求められます。医師自身の身体を柔らかく反応のよい状態にしておくことが大切です。「上を向いて息を吐く」だけでもこわばりを軽減することができます。ぜひ試してみてください。

本書で紹介したテクニックが患者さんとよりよい関係性を築くためのヒントとなることを願っています。

［謝辞］本書の執筆にあたり、医療監修としてお力添えをいただいた中島 伸先生に深くお礼を申し上げます。

齋藤《さいとう》 孝《たかし》と考《かんが》える
医師《いし》のコミュニケーション力《りょく》
定価 本体 2,300 円（税別）

2020 年 9 月 30 日 初版第 1 刷発行
2020 年 10 月 21 日 初版第 2 刷発行

著 者 齋藤《さいとう》 孝《たかし》
医療監修 中島 伸
発 行 者 松岡武志
発 行 所 株式会社メディカルレビュー社
〒113-0034 東京都文京区湯島 3-19-11 湯島ファーストビル
電話 /03-3835-3041（代）
＜販売部＞ 電話 /03-3835-3049 FAX/03-3835-3075
✉ /sale@m-review.co.jp
〒541-0046 大阪府大阪市中央区平野町 3-2-8 淀屋橋 MI ビル
TEL/06-6223-1468（代） FAX/06-6223-1245
http://www.m-review.co.jp

編集協力 小林晋三
写真 長谷川博一
装丁 中山正成，小森 椿（APRIL FOOL Inc.）

印刷・製本 / シナノ印刷株式会社
用紙 / 株式会社彌生

ISBN 978-4-7792-2391-4 C3047